濕

減肥先去濕

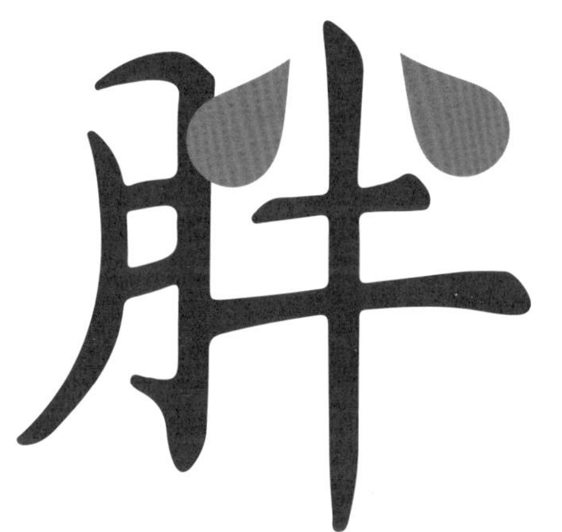

佟彤 著

序

明明人變瘦了，爲什麼顯得沒精神？

去年春晚，閆妮出來演短劇，大家驚喜地發現：她瘦了！但再仔細看，很多人覺得她沒精神，經常會彎腰駝背的。按理說，演員對形體的鍛鍊早就成了習慣，就那麼十幾分鐘的短劇，她都堅持不來？為此，節目播出的第二天，網路上就開始了議論。

如果要追究閆妮沒精神的根源，應該和她瘦了有關，而且可以推斷：她是透過控制飲食，而不是運動減的肥，等於是餓瘦的。這樣的減肥，雖然脂肪被餓少了，但是肌肉並沒因為餓而增加，缺少肌肉才使她有了疲憊的體態，因為體態、樣貌的挺拔、飽滿，是需要肌肉支撐的。

而這一點，恰恰是一般人現在肥胖的特點和根源：不是多了肉，而是多了水！他們不僅胖，而且沒有型，如果一定要說胖的話，就是濕胖，多出的是不能持重和負重的「灌水肉」。

如果是靠挨餓減肥成功的，就算是暫時瘦了，也仍舊可能是濕胖的潛在人選，因為挨餓只能減脂，卻無益於增肌。而且只要少了肌肉，人就會脾虛，中醫言「脾主肌肉」，這就會帶來兩個後果：

首先，肌肉質與量不足的人，各種與之相關的問題會相繼出現，包括臉部蘋果肌下垂導致的「苦瓜臉」，身上肌肉無力造成的腰圍臃腫、平胸垂臀——這些不是單靠減脂就可以改變的，必須靠增加肌肉來對面容和身體進行塑形。

有關這一點，看看孩子小的時候就明白了。從會走路到上學之前，他們的肚子都是圓滾滾的，不是胖，也不是多了脂肪，而是因為脾乃「後天之本」。孩子大都是脾氣虛的，脾虛，自然肌肉無力，腹部的肌肉無力約束內容物，致使其向外突出。

而且越是脾虛的孩子，肚子越大，這也是中醫診斷孩子脾虛的證據。等上了小學，脾這個「後天之本」逐漸強盛，圓滾滾的肚子就會縮回去，因為肌肉可以束縛住腹內之物了。

另一個後果是：肌肉不足的人，是最容易發胖的。因為肌肉含有可以燒掉脂肪的粒線體，肌肉少了，粒線體這個「身體的鍋爐」就少了，除非嚴格地管住嘴，否則，稍微多吃一點，熱量稍有富餘，脂肪就會因為無處可燃燒而囤積起來，馬上又會被打回肥胖的原形。而且是濕胖，因為缺少火力的助燃，肉中還會多了水。

因此，要想在減肥的同時又有精神，身體瘦下去的時候線條緊緻，不僅需要減脂，還需要增肌、纖肌，這樣才能從濕胖的臃腫中逃出來，這也就是本書將要闡述的內容。

目錄

第二章

身體裡的水分爲什麼增多了？

第三章

什麼人最容易有濕？

第四章

美容是大事，濕胖毀所有

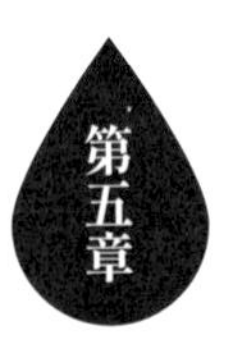

不補脾的去濕，效果不彰

【下篇】纖肌緊身

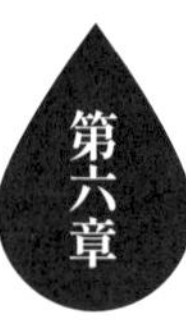

你不是肥胖，而是沒型

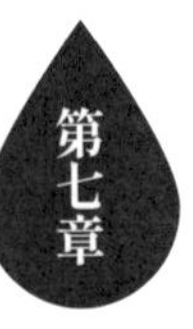

你可以減肥，但不能缺肉

第八章

去濕胖、細腰身的鐵三角——黃耆、茯苓、葛根

上篇

去濕減肥

第一章

「濕胖」是「中式肥胖」

國內的胖子普遍是體形小，但肚子大的類型，脂肪多堆積在腹部和內臟周圍。這比分布在手臂、腿或者軀幹部位的脂肪，更容易導致血脂的升高，會直接危害心、腦、腎等重要器官。

TOPIC 01

身體質量指數有「歧視」之嫌？

到了二十二・六這個門檻，人就進入了疾病的預備期，之後，隨著指數增加，患病的危險性會逐漸提高。

身體質量指數（Body Mass Index, BMI）是衡量人是否肥胖的國際標準，其計算公式為體重（公斤）除以身高（公尺）的平方。即

身體質量指數（BMI）＝體重（kg）÷身高²（m）

例如：一個人的身高為一百七十五公分（一・七五公尺），體重六十八公斤，他的身體質量指數就是六十八÷一・七五（平方）≒二二・二。

但因各國情況不同，標準也不一，數值稍有差異，請參考下表。

有研究者認為，一般國人的ＢＭＩ上限，應該比國際標準更嚴苛一點，不應大於二十二・六。只要超過二十二・六，就算過重。

爲什麼BMI會「歧視」國人？

一項針對國內胖子的調查表明：ＢＭＩ大於二十二・六的人，血壓、血糖、血脂都比小於二十二・六的人要高，但是有益於人體的高密度脂蛋白膽固醇（High density lipoprotein-cholesterol, HDL-C）的水準卻偏低。也就是說，到了二十二・六這個門檻，人就進入了疾病的預備期，之後，隨著指數增加，患病的危險性會逐漸提高。

BMI	WHO 標準	亞洲標準	中國標準	台灣標準	相關疾病的危險程度
體重過輕	<18.5	<18.5	<18.5	<18.5	低（但其他疾病危險度增加）
正常範圍	18.5 ～ 24.9	18.5 ～ 22.9	18.5 ～ 23.9	18.5 ～ 23.9	平均水準
過重	25.0 ～ 29.9	23.0 ～ 24.9	24.0 ～ 26.9	24.0 ～ 26.9	增加
I 度肥胖	30 ～ 34.9	25 ～ 29.9	27 ～ 29.9	27 ～ 29.9	中度增加
II 度肥胖	35 ～ 39.9	30 ～ 34.9	30 ～ 34.9	30 ～ 34.9	重度增加
III 度肥胖	40 ～	35 ～	35 ～	35 ～	非常嚴重增加

而在歐美，BMI三十的人，其糖尿病發生率，與BMI是二十五的國人相當。換句話說，就是我們比歐美人更不耐胖。

我們竟然不耐胖？

因為國內的胖子普遍是體形小，但肚子大的類型，脂肪多堆積在腹部和內臟周圍。這比分布在手臂、腿或者軀幹部位的脂肪，更容易導致血脂的升高，會直接危害心、腦、腎等重要器官。

就是出於這個原因，**醫學專家根據體重與心血管疾病的關係提出：國人的最佳BMI值，應該在二十至二十二，大於等於二十二．六爲超重，大於等於三十即是肥胖。**

脂肪爲什麼就恰巧囤積在內臟周圍？

內臟的生理活動，和參與新陳代謝的各種生物酶，必須依靠正常體溫，才能保持活性。過去沒有冰箱，推車賣冰棒的人，都會用厚棉被隔溫，讓冰棒不因受熱而融化。同理，脂肪就好比棉被，內臟溫度越低，棉被越厚，越要避免僅存的熱量流失。因此，國人的內臟脂肪相較歐美人為多，與自身產生的能量不足有直接關係。

漢族是農耕民族，主要是草食而不是肉食，然而蔬菜五穀雜糧，遠不及肉類的熱量高，這樣的飲食習慣，就註定國人體內的供能和產能水準，都不如歐美人。所以他們在冬天可以穿T恤，我們卻要裹上厚厚一層衣服。因為我們把脂肪，優先用來給內臟保溫和供能。

基因的改變是需要漫長時間的，體質也一樣，但生活的改善卻很快，而且已經發生了。接受熱量過高的飲食，後果自然嚴重。

TOPIC 02

缺乏肌肉的人容易濕胖

缺少肌肉，代謝率很低，
更容易有水分滯留在體內，這就造成了濕胖。

歐美人比較不怕冷，人們對此的解釋是：他們吃肉多，火力旺。這其實只說對了一半。不怕冷確實是因為火力旺，但這個火力並不全部來自於肉食，或者其他高熱量的食物，還來自肌肉。歐美人肌肉的量和質都高，這才是他們不怕冷的根源。

人對冷熱的承受能力和新陳代謝有關

人對冷熱的承受能力其實和脂肪的關係不大，但與新陳代謝的速度關係密切。新陳代謝慢的人，容易怕冷，不太怕熱；新陳代謝旺盛的人，不太怕冷，比較怕熱。而上述過程就是在粒線體（鍋爐）裡完成的。

我們把人體看成一個暖氣供應工廠，燃料就是食物。攝入高熱量食品，代表工廠送來了很多燃料。但是，燃料再多，如果鍋爐太少，或者進料的管道出了問題，則產出的熱量還是很少。

體內粒線體最多的部位就在肌肉裡，肌肉越發達，細胞中的粒線體總量就越大，鍋爐也就越多，它們就能產生足夠的熱量。一方面讓人不怕冷，另一方面也能消耗更多的脂肪。

脂肪多爲什麼會導致濕胖？

傳統文化中，向來不看重肌肉男，比如李逵、魯智深之類，都屬於不入流的一介猛夫，始終難登大雅之堂。類似梅長蘇那樣「手無縛雞之力」的文弱書生，卻會被賦予拯救國家的重任，並被後人長久懷念。

其中原因容後細說，但由此可見，一般人的肌肉是普遍不足的，李逵那樣的體形算是異數。我們這種體質，就算有脂肪，也仍舊會怕冷，甚至可以說，脂肪的增加，只能助長為濕胖。

因為脂肪的作用只是隔溫，幫助身體把熱量存在體內不散出去，它的裡面幾乎沒有粒線體，所以本身的產熱能力並不強。**如果缺少肌肉，脂肪就像是包裹冰塊的大棉被，內裡仍舊是寒涼的，本質依然怕冷。而且，在冷的同時，因爲鍋爐少，代謝率很低，更容易有水分滯留在體內，這就造成了濕胖。**

對此，中醫早就有所認識。中醫認為，肥胖與痰、濕、氣虛等有關，《黃帝內經》中說：「素嗜肥甘，好酒色，體肥痰盛。」另有一些醫書則指出，「肥人痰濕」、「肥白人多濕」、「肥白之人沉困怠惰是氣虛」等等。從這些描述中可以看出，濕胖的人多膚色偏白。胖又容易犯懶，因為濕胖往往和火力不足、氣虛同時存在，看似壯碩，歸根究柢還是一種虛。

TOPIC 03

濕胖＝體重超標＋肌肉鬆軟＋舌有齒痕＋大便不成形

舌頭軟到有齒痕，胃腸消化不良，身體不堪勞作、難承重負，大便不成形……這些問題都和肌肉有關，也是中醫診斷脾虛的證據。

如何判斷濕胖？

（一）體重

首先是體重。只要BMI大於二十二・六，就可能是濕胖了。但是，體重不是唯一的標準。因為有些人可能肌肉很少，脂肪很多，脂肪代替肌肉在「充數」。這種人以女性居多，她們看起來「珠圓玉潤」、「柔若無骨」，然是否肥胖，還要看肌肉的緊實度而定。

有個超簡單的判斷方法，當我們揮手的時候，如果自己都能感覺到手臂下的肉在晃動，這就危險了，因為只有鬆軟的肌肉，才會隨動作而擺動，如果是結實的肌肉，不可能隨著體位的改變而忽左忽右。而這種鬆軟肌肉的產熱能力，一定不如質地緊致有彈性的肌肉。

(二) 舌頭有齒痕

既然是濕胖，就一定有濕的特點，這就要藉助中醫的辨證了：舌頭有齒痕，大便不成形。如果體重超標再加上述任何一個狀況，就可以初步判斷為濕胖。

舌頭有齒痕，即是舌頭的兩邊有牙印。舌頭是由肌肉組成，會留下齒痕，代表其質地是很鬆軟的，而它的鬆軟也顯示全身肌肉的狀況。所以，中醫只要看到舌頭上有齒痕，馬上診斷為脾氣虛。因為脾是主肌肉的，舌頭是全身肌肉狀態的直觀反映。

舌頭有齒痕的人，往往伴隨著幾個問題。首先是胃腸消化功能不好，吃點硬的就難受，稍微吃多點就堵在胃裡。因為他們胃部的肌肉，也和舌頭一樣是鬆軟無力的，所以很容易就造成消化不良。其次是易累，站一會兒就想靠著，因為四肢、軀幹的肌肉不夠結實，無法承重和支撐，所以才會不堪重負，不能久站或者行走。

(三)大便不成形

大便的成形,其一,要靠腸道肌肉對食物殘渣的塑形,如果腸道肌肉無力,這個塑形就很難完成;其二,腸道對食物中的水分吸收不夠,這類食物殘渣也無法塑形。兩者加在一起,就導致大便不成形。而這兩點,也都是濕胖的特點:前者是脾虛而致肌肉無力,後者是脾虛而致代謝水分的能力不足。而腸道的這種狀況,其實就是全身的縮影,在大便不成形的同時,身體裡一定也有多餘的水分沒有被妥善利用,這就造成了濕胖。

舌頭軟到有齒痕,胃腸消化不良,身體不堪勞作、難承重負,大便不成形……這些問題都和肌肉有關,也是中醫診斷脾虛的證據。從這裡就可以推論出,脾虛的人易濕胖,而脾虛又是一般人常見的問題,因此很多人有濕胖的困擾,也就可想而知了。

TOPIC 04

脾虛的人非常多

大腦要思考，消耗能量多，所以會搶奪那份原本要供應身體的能量。也許就是這個原因，讓腦容量偏大的人種，才有不甚發達的肌肉

多年前，我曾寫過《脾虛的女人老得快》一書。它之所以會如此熱銷，是因為去看過中醫的人，幾乎都會被診斷為脾虛，只不過是階段的長短、程度的輕重有所不同而已。為什麼人這麼容易脾虛？

大腦容量多導致脾虛？

這應該是有智慧的中華民族必須付出的代價吧。一項最新的研究表明：東亞人種在自

然演化中，基因突變更偏向於使腦部容量變大這一結果，而在歐洲或者非洲，並未發現此一現象。這項研究成果，為困擾科學家們數十年的一個爭議性問題提供了線索：即亞洲人的腦容量，為什麼比歐洲人和非洲人的更大？

三十多年前，美國科學家進行了一項全球最大的針對腦容量的研究。透過對兩萬具現代人頭骨展開的調查發現，東亞人的顱腔容積平均為一千四百一十五立方公分，而歐洲人為一千三百六十二，非洲人為一千兩百六十八。隨後在一項核磁共振造影研究中，也證實了這一結果：科學家們發現，東亞人的顱頂更高，這讓他們的頭部，能夠容納體積更大的大腦。

雖然目前尚不能完全證實腦容量與智力的關係，但是腦容量的大小對身體的影響是早就確定的。

腦容量大對身體的影響

大腦是全身耗能最多的器官，雖然只占體重的二%，但耗能竟占了二十五%。作為人類的近親，猩猩已經很聰明了，但牠的腦耗能也只占全身的八%。可見，人類平日裡波瀾不驚的思考過程，耗掉了全身四分之一的能量。

人活著就是一個能量體。活人與死人的區別不是結構的差異，而是能量的有無：死人是沒有能量產出的，所以才會冰冷。而人由生到死的衰老過程，也是能量逐漸減少並衰弱的過程。人上了年紀都會怕冷，就是能量的產出減少了。也就是說，能量是人能否生存與健康的關鍵，而這個能量，全身是有定數的。

簡單來說，因為大腦要思考，消耗能量多，所以會搶奪那份原本要供應身體的能量。也許就是這個原因，讓腦容量偏大的人種，才有不甚發達的肌肉，而那些「手無縛雞之力」的書生，也因此有了借腦力生存的空間。

一些要靠體力的競技運動，如田徑和籃球，鮮少有東亞人種的出頭天。因為和智慧的大腦相比，我們的肌肉是弱項。但從健康的角度看，肌肉的不發達，卻也導致很多與肌肉相關的問題出現。

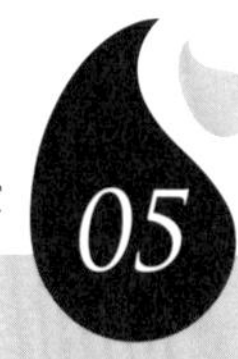

TOPIC 05

腿腳越冷，下身越胖

梨形肥胖的人，大多是久坐的宅女，運動少，寒冷時不添加衣物，下身胖是被懶惰和寒冷逼出來的。

很多女人坐著時優雅大方，臉蛋和上身都很秀氣，但站起來就尷尬了——她們的下身很胖，肉全長在屁股和大腿上，而且這些肉都是鬆軟無力的，從體形上來看，很像西洋梨。會變成這種梨形，除了和雌激素的分泌有關外，還和體溫相關：身體越冷，下身越胖。

下身胖有什麼危害？

下身胖的人，如果男性的腰臀比小於〇．八，女性的腰臀比小於〇．七，則稱為「梨形肥胖」。這些人肌肉中的脂肪比一般人多很多，肌肉中脂肪越多，張力就越弱，對身體的危害也越大。

因為脂肪多的人，對胰島素就不敏感，醫學上稱為「胰島素阻抗」。通俗一點解釋就是：別人用一克胰島素就能穩定血糖，他們就要加量，因其脂肪像一堵牆一樣，影響胰島素作用的發揮。

久而久之，分泌胰島素的胰臟，就會被超量的工作累垮，導致分泌不足，就容易罹患糖尿病。所以，胖子比瘦子更容易得到糖尿病，且有糖尿病的胖子，治療難度也更大。而胖子中，梨形肥胖的人相對於其他體形更加危險。

下身胖的人多是女性，因為其體內的雌激素，會使臀部和大腿堆積更多的脂肪；而男性的雄激素，則會將脂肪堆積在腹部，所以「大肚腩」多是男性。

男性和女性都含有這兩種激素，只是量不同而已。女性過了更年期，體內雌激素減少，和雄激素的比例改變，腹部脂肪會增加，下半身的脂肪會減少，不復梨形體態。所以，梨形肥胖多見於相對年輕的女性。

身體冷爲什麼會導致梨形肥胖？

除了雌激素的作用外，導致梨形體態還有一個重要原因，就是身體太冷了。

體溫是靠能量來維持的，脂肪就是能量的主要原料，且只有在粒線體才能燃燒，並轉化為能量，意即粒線體是脂肪的「鍋爐」。

凡是生理活動旺盛的部位，粒線體就多，功能也強。如跳動中的心臟、隨時待命解毒的肝臟，都有很多粒線體。除此以外，就屬肌肉最多。

寒冷的時候，只要動一動就不會冷了，因為肌肉在運動時，粒線體就開始工作，脂肪便被轉化為禦寒的能量。所以在嚴冬之時，不冷的絕對不是胖子，而是「肌肉男」，因為胖子的脂肪只能消極地保溫，「肌肉男」身上的粒線體卻可以積極地產能、升溫，他們不僅不怕冷，而且不容易發胖。

梨形肥胖的人，大多是久坐的宅女，運動少，肌肉沒有增加的機會，「鍋爐」的規模當然小。如果再「愛美不怕流鼻水」，寒冷時不添加衣物，身體為保住本身就不多的能量，只能使脂肪變得更厚。從這個角度來說，下身胖是被懶惰和寒冷逼出來的。

如果下身胖的同時，伴隨著肌肉鬆軟、水腫、手腳冰冷，這類人就要特別注意腿腳的保溫，例如泡腳對他們尤爲重要。

梨型肥胖的泡腳減肥法

泡腳的時候，如果能加上補腎、溫陽、活血的藥物，如肉桂、杜仲、紅花等等，可以促進血液循環，強化新陳代謝，幫助脂肪燃燒，不失為梨形肥胖者特殊的減肥方法。

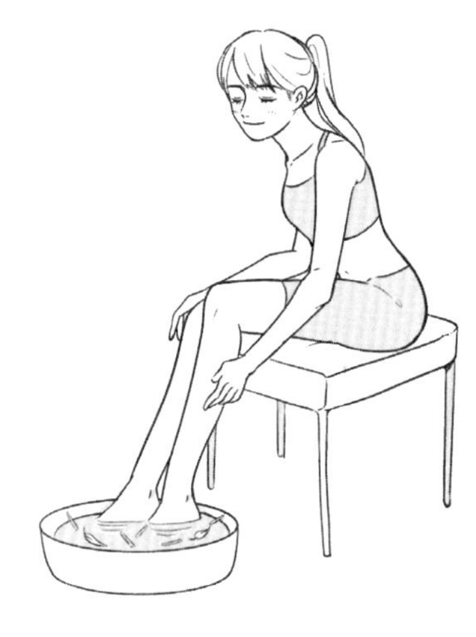

TOPIC 06

想減肥？多站，少坐

站立一分鐘確實比坐著多消耗〇．一五卡路里。

無論是什麼性質和形態的肥胖，想減重最好的辦法是運動，這一點不用多說。但如果懶得不像話，或者真的沒時間，那麼，站著就比坐著多一些減肥的可能。因為人在站立時，每分鐘消耗的熱量是一卡，持續八小時大約可以消耗四百八十卡，相當於四百克米飯的熱量。

爲什麼站著比坐著好？

因為人坐著時，脊椎承受的力量是站立時的數倍。現在之所以頸椎、腰椎問題好發，就是人們坐的時間太長了，沒有讓肌肉發揮分擔功能，致使脊椎只能單獨承重，椎間盤就是這樣被壓迫「突出」的。

如果站起來，首先，因為有了肌肉的分擔，體重對脊椎的壓力減輕了，椎間盤的各種問題就會得以緩解。更重要的是，要保持站姿，就必須動用所有反重力的「抗重力肌」。所謂「抗重力肌」，大多是大塊的肌肉，如大腿的股四頭肌、背部的背闊肌。一旦站立，這些肌肉必須參與作功，而坐著時，它們因為無須持重，所以是放鬆的。只有作功的過程，才能增加熱量的消耗。

其次，站立時，因為地心引力，血液難以回流到心臟，所以身體要把所有能幫助血液回流的機能都調派出來，其中最主要的就是肌肉。透過肌肉的彈性，把血液「推」回心臟，在這個過程中，肌肉的作功也要消耗能量。

再者，為了幫助血液克服地心引力回流到心臟，身體會調快心率。**人在站著比坐著時，心跳平均每分鐘加快十次，這就使人體每分鐘能多燃燒〇．七卡的熱量**。同時，末梢血管也會收縮，這些因收縮而消耗的能量是不能小覷的。

最後，站立時，胸腔的活動更順暢，氧氣可以更加充分地被攝入。與坐姿相比，站起來時，一分鐘的換氣量能提升約二十%，因為氧氣進來多，代謝加快，脂肪的燃燒率也因此提高。

《歐洲預防性心臟病學》雜誌曾發表最新研究：站立確實比坐著多消耗〇・一五卡路里／分鐘。如果能站著不坐，堅持六小時，一個六十五公斤的成年人將多消耗五十四卡。假使不增加食物的攝取量，站著比坐著一年能多減重二・五公斤。為此，英國公共衛生部曾向全國發出健康倡議：「想要身體健康，請每天站著辦公一小時。」

第二章

身體裡的水分為什麼增多了？

虛弱的脾帶出無力的肌肉，回報給我們的就是瘦肉少而水多的濕胖。

TOPIC 01

濕胖多的不是肉，而是水！

為了減肥而不吃主食（澱粉）的人，或者是久坐不動、缺乏運動的人，容易濕胖。

爲什麼一起床就能看出「胖」？

演員林心如某年春節前後，曾經在她的社交帳號上發文：「昨晚捨命陪君子，連吃了三碗泡麵、泡飯、泡粉絲……果然今天臉腫得像豬頭，眼睛都快張不開了，減肥計畫再次失敗……」

像林心如這樣，頭一天吃了第二天後悔的大有人在，但她們第二天的胖臉，和這三碗泡麵其實沒什麼關係！這種胖不是長肉，而是喝湯多出來的水，也就是濕胖。

三碗泡麵、泡飯、泡粉絲的熱量，就算全部加起來，最多也不會超過一千卡；就算馬上睡覺，也不可能不消耗，因為心臟要跳動，肺臟要呼吸，這些都是需要能量的。一夜下來，一般人要消耗掉五百卡左右的熱量，意即最後剩下的，也就只有五百卡，轉化為脂肪也不過二至三兩肥肉。

就算這三兩肥肉全貼在臉上，也是需要時間的：食物吃進去，在胃腸道消化吸收之後進入血液，又因為無法完全消耗而轉化為脂肪……絕對不是一夜就能完成的。因此，這種第二天起床就能看出的胖，不是脂肪增加的結果，而是「灌水肉」。硬要說罪魁禍首的話，首先是泡麵、泡飯、泡粉絲中的湯，加上遇到身材瘦削的脾虛之人，她們的腫，其實都是脾虛濕困的結果。

中醫的脾，不是腹部超音波可見的脾，而是類似身體裡的「物流」和「快遞」。**脾虛的人，無論是營養物質還是代謝產生的廢物，都容易轉運不利：前者不能及時送到，人就會因爲缺乏營養而疲乏無力；後者無法儘快清除，人就會臃腫（濕胖）。這些症狀在女性中尤爲常見，特別是爲了減肥而不吃主食（澱粉）的人，或者是久坐不動、缺乏運動的人。**

不吃主食竟成了發胖的原因

因為主食（澱粉）都是健脾的。不吃主食，而用肉或者蛋白質代替，一方面剝奪了生活中的健脾機會，另一方面又加重了消化的負擔，因為蛋白質的消化成本會更高，這個後面再詳述，如此「雙管齊下」，更容易加重脾虛。虛弱的脾帶出無力的肌肉，回報給我們的就是瘦肉少而水多的濕胖。

如何能吃飽，又不水腫？

如果想前一天吃了東西也不水腫，不是要排除泡麵，也不是晚上不喝水，而是要健脾，增加身體裡「物流」和「快遞」的能力，讓熱量完全消耗掉。更重要的是，泡麵湯、喝的水，也不會滯留在面部，自然沒有腫成「豬頭」的問題。

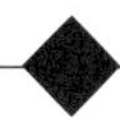

宵夜吃茯苓、山藥、葛根不發胖

如果你是靠臉吃飯的人，或者特別在意自己的容貌，臨睡前餓了，想吃東西充饑，最好用茯苓、山藥、葛根之類的代餐。一來，它們都是入脾經的，可以健脾纖肌，減少水液滯留導致的濕胖；二來，它們富含纖維質，熱量比精製過的麵條、米粉、白飯要低，就等於吃了一頓低熱量，且兼具健脾去濕效果的藥膳。

TOPIC 02

濕胖是身體在漏水

不同臟腑的虛，可以發生在任何年齡階段，本質上都是「未老先虛」，虛的時候，它們主管的部位就要「漏水」了。

上了年紀的人，肯定鼻涕多、口水多、痰多，甚至小便也多，而且很難控制，會讓人覺得很邋遢。上述說的都是體液，正常時不應該隨時外排，之所以「漏」了，就是人衰老的結果。包括年紀輕的人，如果體質差，或者是病後初癒，也會因為未老先衰而「漏水」。濕胖不過是漏水的結果之一。

爲什麼會「保不住」體內的水？

我們的祖先，原本是生活在水裡的，後來逐漸進化成陸生生物。待進化到人類時，人體本身已經具備了保水的能力。因為已不在水裡生活，所以，身體內的水分對健康尤為珍貴，且為人類進化之必需。這種保水作用，不僅使皮膚不「漏水」，還包括負責體液分泌的所有器官，也都要「嚴防死守」，才能讓它們存留在體內。

人只有機能減退、衰老了，才會保不住水，而讓鼻涕、口水常常外流。但若未到七老八十，這些情況就提前出現，那就不是衰老，而是虛了。

體內的水留不住會怎樣？又該怎麼治？

消化不好的人，雖然才三十幾歲，但總是感到自己嘴裡的唾液特別多，而且很清稀，甚至有人睡覺時會流口水，如果去看中醫，一定會被告知脾虛；也有人夜裡頻繁起來尿尿，變成醫生口中的腎虛。**不同臟腑的虛，可以發生在任何年齡階段，本質上都是「未老先虛」，虛的時候，它們主管的部位就要「漏水」了。**

中醫認為，如果一個人口中泛涎不止，喜唾涎沫，久不了了；或值大病之後，其人喜唾，時時發作，同時兼見納呆，面色黃白，頭昏乏力，身倦思睡，苔薄白，脈沉小弱，證屬脾胃虛寒。

意思是，一個人總覺得疲勞想睡、面色無華，而且嘴裡唾沫很多，食慾也很差，往往是因為脾胃虛寒。大病之後更容易出現這些症狀，因為生病往往是傷脾氣的。

附子理中丸防止身體漏水

這個時候，醫生會開給病人藥性很熱的藥，如「附子理中丸」等，使他們上「火」，將體內多餘的水分「蒸乾」，「漏水」也就減輕了。如果從進化角度來分析，這種對於漏水的治療，就是一種抗衰老的方法。

基於類似的原理，有種藥在無意中成了減肥藥，就是「補腎益壽丸」。最初是將其用於治療老年人的怕冷，以及各種衰老的症狀；結果服用後的老人說，他們除了不再怕冷，好像身體也不如從前那般胖腫了。出現這一結果的原因很簡單，因為藥「蒸」掉了組織中多出來的水，當然就會變瘦，也變年輕了。

TOPIC 03

濕胖者的代餐零食：茯苓糕

茯苓一年四季，不管寒熱，都可以吃；不上火，也不寒涼，利濕時不傷正氣。

清宮有個養生名方叫「八珍糕」，據說是乾隆皇帝欽定的，也是他每天的宵夜。乾隆活到了八十八歲，在平均壽命還不算長的當時，絕對稱得上是長壽，這和他的健脾養生習慣不無關係。

什麼是八珍糕？

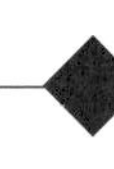

八珍糕的配方

始見於明代陳實功所著的《外科正宗》一書。他是一代名醫，很重視脾胃，以人參、茯苓、山藥、芡實、粳米、糯米等研成粉狀，再加白糖、蜂蜜做成糕。

這個配方製成的八珍糕，不寒不熱，平和溫補，以扶養脾胃為主，屢見奇效，被後人稱為「醫中正道」。清代時，已廣被人們食用，但各地配方不盡相同。乾隆皇帝當時已處於暮年時期，陰陽氣血虛損，他吃的八珍糕中，有用到人參。

茯苓的優點

「八珍糕」裡是一眾健脾的藥物，同時也是藥食同源的食物。如果你屬於濕胖，又不願意每天吃藥健脾減肥，就可以自製八珍糕，而且未必要配齊這麼多味，甚至可以單用茯苓做茯苓糕，同樣也有「脫水」瘦身的效果。

茯苓是中藥裡的上品，即藥性平和、單純無害；其又被稱為「四季聖藥」，意思是一年四季，不管寒熱，都可以吃；不上火，也不寒涼，利濕時不傷正氣。現在的研究還發現，能抗癌的茯苓多糖就是它的主要成分。

如何自製茯苓糕？

茯苓沒什麼藥味，加在食物裡不影響口感。可以去中藥行購買，請店家幫忙打成粉。

茯苓糕

【材料】茯苓粉三十克

【做法】放進日常蒸饅頭、蒸糕的麵粉或者米粉中，加溫水揉和到比蒸饅頭的麵團要軟的程度。如果時間充裕，可以用酵母發酵，放置兩個小時就行了。如果趕時間，就直接加發粉，只需醒二十分鐘，就可以上鍋蒸了。因為麵團比較軟，最好放在盤中便於成形，想調味可以加白糖、蜂蜜，或放幾個紅棗點綴也無妨。

【用法】一年四季。

【功效】利濕瘦身。

因為此方中只需茯苓一味藥，所以在生活中也方便處理，持之以恆，就能實現中藥「藥單力專」的效果。

另外，在每天喝牛奶、豆漿的時候，用茯苓粉代替麥片也可以。著名中醫沈紹功經常建議病人，如果他們的藥方裡有茯苓，就在煎藥的時候單獨包起來煮，服完湯藥之後，再把吸飽藥汁的茯苓也吃掉。特別是糖尿病人，把浸了藥物的茯苓當飯吃，不僅容易飽，而且比主食多了藥物的功效。**但有嚴重疾病的人，則應減少用量，或有其他相應措施，如精血不足者應同時加用補養精血的藥，如熟地、枸杞之類，以防過用茯苓而傷陰。**

TOPIC 04

垂涎三尺讓人煩

濕胖和垂涎同一機理，濕胖不是真的脂肪過多，而是體內的水分過多。

成語「垂涎三尺」是個貶義詞，一個對人、對物垂涎三尺的人，樣貌上都讓人鄙視，這也是很多影視作品描述好色者的老套：用流口水來表現他們的貪慾。

人們不喜歡「垂涎」，其實就是討厭低於人性的獸性。拋開道德不說，從醫學角度上講，口水多到能「垂涎」的程度，是身體的一種病理返祖現象（是指出現進化前祖先所具有的特性），它同樣也是很多人濕胖的起因。

濕胖與垂涎有何關聯？

中醫辨證一個人的疾病是屬於寒的還是熱的，是該清還是該補，可以體液的濃稠做標準。痰、鼻涕、女性的白帶，只要是質地清而多，一定就是虛了，即局部的未老先衰。所以，就算是咳嗽的白痰很多且清稀，也不能清肺，相反的，一般要用溫熱的藥物，來緩解這種局部的早衰。

濕胖和垂涎同一機理，濕胖不是真的脂肪過多，而是體內的水分過多，那這些水是哪裡來的？以西醫的方式來講，是水液代謝失調和代謝率降低；以中醫的方式來講，即身體運化水的能力弱了，喝進去的水，要嘛尿出去，要嘛停留在體內不能為身體所用。與此同時，他們也不愛喝水，或是喝水不能解渴，抑或喝了就想尿。究其原因，都是身體的運化能力不足，可能因為年齡，也可能因為體質虛弱而未老先衰。

因此，要想減掉濕胖，絕對不能用寒涼的瀉藥，那會進一步降低代謝，加重「漏水」，必須用溫熱的補藥，透過溫補使身體止住退化的趨勢。如後文將會詳述的參苓白朮丸，其中就有性微溫的人參或者黨參。

TOPIC 05

五味子膏可防老

為避免生發過度，中醫就提倡要在農曆五月之前，開始吃五味子，借其收斂之性來事先預防。

憋不住尿？補腎是關鍵！

喝了就想尿的問題越來越普遍，按理說，這應該是上了年紀才有的老態，但現在，三十來歲的年輕人就有了，特別是很少運動的淑女、宅女，還包括很多濕胖的人。難道是因為膀胱肌肉無力憋不住尿嗎？

尿憋不住大致分兩種，一種是不喝也尿頻，但真的去尿時，小便卻沒多少；另一種就是喝了就想尿，每次的尿量還挺多。最典型的是，幾個人一起坐著喝酒或喝茶，總有人會經常上廁所，俗話叫「走腎」。那個喝到最後也沒去過廁所的，一種是年輕人，一種是肌肉豐厚的人。

豐厚肌肉中有充足的粒線體，使他們具備高於其他人的代謝率，同樣是喝水或者酒，他們不用走到腎臟，就已經代謝掉了。從某種意義上說，容易走腎的人，有過早衰老的趨勢，因為他們身體的火力弱了，無法把水蒸發掉，一旦有了這個症狀，就應該著手補腎了。

何謂五味子膏？

中國宮廷醫學，在保青春、抗衰老方面，始終引領著中醫學的發展，因為皇帝唯恐自己早死，也最有本事用民脂民膏來為自己延壽。清朝御醫就專門研製了一種可以延緩衰老的藥膏，叫五味子膏。當時的醫案記載：「年六月初八日，五味子膏。五味子八兩。水洗淨，浸半日，煮爛濾去滓，再熬似飴，少兑蜂蜜收膏。」其實，五味子膏在宋代的《本草衍義》和明代的《醫學入門》中早有記載，主治的病症有個關鍵點，就是「虛脫」。

這個「虛脫」不是低血糖或者炎熱導致的休克昏厥，而是因為「虛」造成身體各種功能的失職，如大汗，尿多，各種分泌液的稀薄、量多，失眠，心慌等等，總之是身體保不住水時，出現的種種脫序現象。漏水乃至頻繁的走腎，也是脫序的一種。五味子的作用就是幫助身體保水。

五味子之名起於它具備五味，《新修本草》中說：「五味，皮肉甘、酸，核中辛、苦，都有鹹味，此則五味具也。」中醫理論有云，五味分入心、肝、脾、肺、腎五臟，所以其「節流」功效可以作用在五個臟腑中。上到心慌失眠的心氣虛、出汗特多的肺氣虛，中到垂涎三尺的脾虛，下到尿多、「走腎」頻繁、白帶多甚至遺精、滑精的腎虛，它都能緩解。

自製五味子膏

「五味子」膏自己就可以做，而且最好在每年開春的時候吃，因為春天萬物復甦，是生發的季節，身體功能如果生發過度而失控，就容易出現脫序。為了防止這一點，從孫思邈那時開始，中醫就提倡要在農曆五月之前，開始吃五味子，借其收斂之性來事先預防。

五味子膏

【材料】北五味子兩百五十克。

【做法】泡半天，然後下鍋煮，開鍋後再煮半小時。去掉渣滓後，用蜂蜜或者飴糖（麥芽糖）調味，糖不要過多，否則又是發胖的來源。熬製到稍微成膏，放涼後送進冰箱冷藏。

【用法】每天吃十至二十克，餐前餐後吃都可以。

【功效】治療夜尿多、出汗多。

TOPIC 06

夜尿多，出汗多，說明人老了

如果年輕時腎功能未老先衰，也會早早出現夜尿多的問題。

除了五味子膏，我還經常推薦一種中成藥，其實也是它的延伸，就是五子衍宗丸，可迅速改善夜尿多的症狀。

夜尿多、出汗多，其實是腎虛！

血液流到腎臟，經過過濾後產生尿，在這個過程中，腎臟有個回收水分的功能，這就是人要藉此保住身體必需的水。

睡覺平臥的時候，血液流到腎臟的量增加，這個時候，腎臟就要發揮更大的回收功能，確保血液中水分的回收。但人的腎功能會隨著增齡而下降，回收減少，所以老年人自然而然夜尿多。如果年輕時腎功能未老先衰，也會早早出現夜尿多的問題。腎功能減低，雖然不屬於西醫疾病的範疇，但在中醫看來，就要診斷為腎虛了。

除了夜尿多，汗也會增加，因為汗液的控制也屬於中醫所說氣的固攝範圍。之前有位網友詢問我，她有嚴重的夜裡出汗症狀，看中醫每次都開知柏地黃丸。因為夜裡出汗，往往是盜汗，原因則是陰虛內熱，而知柏地黃丸就是主治陰虛盜汗的，但她在服用後始終無效。於是我建議她將知柏地黃丸減半，同時加上「五子衍宗丸」，結果，三天後她很高興地告訴我，夜裡出汗的症狀好了很多。

五子衍宗丸爲何有奇效？

這個人很可能是腎氣陰兩虛，所以單純清虛熱不行。人如果盜汗時間久，身體的損耗一定很大，肯定會累及腎氣的固攝功能，「五子衍宗丸」能補腎氣，所以幫她把「漏水」止住了。

一個人開始變老的特徵，不是頭髮白、臉上有皺紋，而是夜尿多了，所以抗衰老的首要防線就是改善夜尿。**夜尿少了，全身的「漏水」都會減輕，包括濕胖的發生。五子衍宗丸的價值就在這裡。**

五子衍宗丸

【成分】為五類植物的種子（菟絲子、五味子、枸杞子、覆盆子、車前子），而且藥性皆平和。

【用法】作為預防用藥，可每天吃一次，如果要改善夜尿，則每天兩次，一般三至五天就會明顯見效。

【功效】改善夜尿、濕胖。

出汗多也可能是脾氣先衰，脾氣虛了，所以，中醫用來止汗的名方「玉屏風散」中，健脾的黃耆、白朮是主藥，再配上入肺經的防風。此藥不僅止汗效果好，還能預防感冒，因為感冒和出汗都是氣虛了，對外的防禦功能不好。

TOPIC 07

經期能減肥，減的也是水

月經的前幾天、雌激素分泌的高峰期，重口味導致喝水，再加上雌激素的保水，二者相加，體內的水液就會滯留，體重自然增加，人也顯得腫了。

經期減肥，是真是假？

「經期減肥」的說法在網路上流傳很久了，意思就是利用月經的周期特點來減肥。提出這個方法的人說得很具體，他們稱月經後一至七天為「瘦身福利期」，七至十四天為「瘦身超速期」，十四至二十一天為「瘦身平快期」，二十一至二十八天為「瘦身緩慢期」。按照這個節奏，月經後能減個幾公斤的大有人在。

其實，任何女性，自前一次月經結束後的五天起，到下一次月經來之前的兩天，體重最高可以增加兩公斤。若前一次月經結束時是五十公斤，那下次月經前二至三天，很可能達到五十二公斤。

不到一個月的時間，就糊裡糊塗胖了兩公斤？別急！接下來，你可以照常吃喝，等到這次月經結束再去量體重，又會少兩公斤，因為增加重量的不是肥肉，而是水！只要在經期關鍵的幾天少吃鹽，而不是少吃飯，就能減重成功。此時，減的都是水。

口味重，會臃腫！

女人的豐乳肥臀、來月經、生孩子，都是雌激素決定的。除此之外，它還能幫助身體保水，女孩子青春期時皮膚吹彈可破，就是雌激素把水留在皮膚裡的結果。

但是，皮膚在保水的同時，軟組織和內臟裡的水分也會隨之增加，這不僅使體重上升，還會讓你變得臃腫，這種情況在月經來的前幾天最為嚴重。如果有仔細觀察，你會發現自己在那幾天特別不好看，眼睛容易腫，因為正當雌激素分泌的高峰期，其保水能力發揮到了極致。

顯然，雌激素的分泌規律是不能改變的，但唯一能做的就是口味別那麼重。因為重口味的食物都含有大量的鈉，會在浮腫、增重的過程中「助紂為虐」。

鈉進入體內，會使血液變濃，但身體一定要保持血液的濃度不變，這就涉及一個概念——滲透壓。所以，鹹的吃多了會感到渴，這是血液變濃後向大腦發出的訊號，會讓人本能地多喝水。同時，腎臟也會減少排尿，這些都是為了讓血液不在鈉進來之後變濃。

如果此時，你正處於**月經的前幾天、雌激素分泌的高峰期，重口味導致喝水，再加上雌激素的保水，二者相加，體內的水液就會滯留，體重自然增加，人也顯得腫了。**

經期減肥該怎麼做？

因此，如果想藉助經期減肥，那麼在前一次月經結束的十天左右，就要開始控制鹽分的攝入，不能等到經前那幾天再少喝水。這樣一來對水腫無用，於皮膚也不利。

不是只有鹹的東西才含鈉，雞精、味精、麵條、白吐司、堅果，只要是味道重的，往往鈉含量都不少，包括年輕人喜歡的「運動飲料」。

很多人覺得運動飲料是健康的，其實大錯特錯。運動飲料只有在運動之後喝才有價值。因為它裡面含糖、含鹽，是為運動消耗做準備的，如果不運動，白白喝進糖水就會長胖，鹽分則容易加重水腫。

與運動飲料相比，喝茶比較健康，也可以消腫。首先，茶本身熱量很低。其次，茶中含有鉀，可以把吃進去的鈉置換出來。醫生會建議高血壓病人吃低鈉鹽，就是因為它含氯化鉀，不但可以減少鈉的攝入，順便也把鈉換出來，和茶的作用相同。

茶葉中，紅茶含鉀最多，所以月經增重的那幾天，可以多喝紅茶來補水，這種方式才不會讓身體裡滯留過多水分。

TOPIC 08

試試止汗小祕方

白朮配冬瓜仁用來止汗，
就是給身體裡的水開通小便這條路，汗就減少了。

很多人問我，出汗多怎麼辦？她們大多是上了年紀的女性，即便天氣不熱，稍微動一下也會汗涔涔，這樣的出汗就是脾氣虛了。有味常用的健脾藥，人們卻不太知道它的止汗功能，就是白朮。

白朮爲什麼能止汗？

白朮是健脾常用藥，作用和茯苓類似，如果細分的話，前者是燥濕，後者是滲濕。那種舌苔很厚、很膩，胃口特別差的人，都要藉助白朮來開胃，例如用來治療因為脾虛生濕，或者因為飲食不節而食積、消化不良的中藥方「香砂六君子」，就有白朮。

同樣是健脾，將其精細劃分，白朮是「運」脾。這個「運」字表現在它的功效上，就是利濕退腫、開胃等。也就是把該清理的東西運走，不讓廢物停留在體內，也就不生濕了。它的止汗功能就在這個「運」字。

如何用白朮止汗？

可以用炒白朮十克，加上浮小麥三十克。白朮透過「運」的功能把原本要出的汗「蒸乾」了，水則「運」到小便裡；浮小麥則是經由收斂作用減少出汗。還可以加冬瓜仁十克，就是冬瓜的子曬乾了入藥。其是利尿的，加進去是為了讓水從小便中「運」走，而不是流汗，如此汗就止住了。這就是中醫的絕妙之處，用利尿的辦法來止汗，而止瀉的時候也一樣。所謂「利小便以實大便」，就是將水從小便分流，水分過多的腹瀉自然就停止了。

利尿爲何能止瀉？

《傷寒論》中的「五苓散」就是典型的方子，方中的藥物是白朮、桂枝、茯苓、豬苓、澤瀉，沒有一味止瀉的藥，除了桂枝，其他都有利尿功能，但它是中醫臨床治療腸炎水樣腹瀉的基本方，就是靠利尿來止瀉的。

這一點我們在夏天會有類似的感受。很多人吃了西瓜會便祕，這非常奇怪，西瓜是去火的，怎麼反倒便祕了？答案就是西瓜去火時，走的乃利尿這條通路。小便分流了水分，大便中的水自然就少了，形成便祕。白朮配冬瓜仁用來止汗與此是同一個道理，就是給身體裡的水開通小便這條路，汗就減少了。

白朮有生白朮、炒白朮和焦白朮。如果去中藥行購買不特別告知，通常拿到的藥物都是炮製過的，亦即熟的，這是買藥時必備的知識。**生、熟白朮雖然都可以健脾，但針對的症狀卻有很大的區別。炒製之後，白朮「運」的作用減少，而健脾的功能增強。**

生白朮燥濕止「漏」的作用強，而且更長於治療脾虛導致的便祕——不是大便乾燥拉不出來，而是沒有力氣拉出來。且其是透過增加腸蠕動而通便的：生白朮三十克、當歸十克、肉蓯蓉十克，此為中醫治療氣虛性便祕的絕招，症狀嚴重的可以加量。

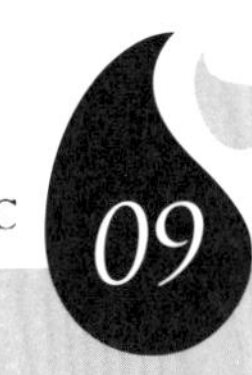

TOPIC

中醫從不提倡多喝水

一個脾虛的人，本身是陽氣不足的，喝進過多的水，不僅無法為身體所用，還會進一步傷害原本就薄弱的脾氣。

我有個親戚，八十歲了，年輕時泌尿系統感染，後來因為身體虛弱轉成了慢性，很容易發作。每次尿痛、尿急的時候，她就拚命喝水，結果，感染好了之後，胃都會難受很久，她的胃病可說是喝水喝出來的。

盲目多喝水，爲什麼不可取？

在此，必須很鄭重地告訴大家：古往今來的中醫，不管對什麼疾病，從沒提倡過多喝水！因為中醫是治人，而人不是機器，更不是裝水的容器，不分體質狀況，刻板地按「每天八杯水」的標準灌進去，是違背中醫主旨的。

身體缺水的人，不是水沒喝夠，而是他們沒有用水的能力，這種人，往往是脾虛的，如果勉為其難地多喝水，就會像古人說的那樣，「其不曉病者，但聞病飲水自愈，小渴者仍強與飲之，因成其禍」。這句話的意思是，如果這個人總是不能感到口渴，而強飲水，病情會更加嚴重。

口不渴？可能是脾氣虛了

在中醫裡，「口不渴」是一種重要的疾病訊號，因為一個人只要是正常地代謝，即便不出汗，身體也會透過皮膚進行「無感蒸發」，這個時候，就會因為缺水而本能地感到口渴。之所以不渴，並不是人對渴的感覺遲鈍，而是缺乏「無感蒸發」，該代謝的水沒有代謝出去。身體不缺水，自然不口渴。

這些人除了口不渴，還不喜歡喝冷水、喝了就想尿，稍微多喝點水，就覺得自己能聽到胃裡的晃水聲，且會出現眼睛和面部容易胖腫等現象，這都是蒸發不足導致的結果。之所以會蒸發不足，是因為火力不旺，即中醫講的陽氣虛，而脾氣就是陽氣的一部分。

水屬陰，運化水是需要陽氣的。用西醫的方式解釋就是，一次喝過多的水，胃壁的肌肉承重過大，胃的排空負擔就會增加，同時，水太多會影響胃內生物酶的濃度。如果這個水是低於體溫的，身體還要調遣全身之力來加溫，才能讓生物酶開始煥發活性。因此，假使是暴飲，還喝的是冷水，就是給身體增加負擔，久而久之會損傷功能，就是中醫說的傷陽氣。

一個脾虛的人，本身是陽氣不足的，喝進過多的水，不僅無法爲身體所用，還會進一步傷害原本就薄弱的脾氣。中醫建議這種人不僅不要多喝水，更忌諱「飲冷」。如果要喝水，也是少量多次喝溫水，即「頻頻飲之」，而不是咕嚕咕嚕灌完一大瓶水。

TOPIC 10

喝了就想尿的人，得在水中加「料」

鹽分可以保持血液中膠體滲透壓的穩定，使血液不會變得太稀，尿液當然就無從驟然增加。

喝了就想尿的人，外出之前不敢多喝水，怕找不到廁所，為此經常要忍著口渴。這種人多是女性或者年老體弱者，他們運動少而且火力弱，還有怕冷、手腳冰涼的症狀。

爲什麼喝了就想尿？

首先，是因為他們的火力弱，喝進去的水不能及時被蒸發利用。其次，如果放點鹽進去，這個問題就會有所改觀，只是這種鹽水不能過濃，〇・九%就好，約等同生理食鹽水的濃度，也和我們細胞外液的滲透壓是相等的。

排尿會受一種叫抗利尿激素的調節。喝水少的時候，這種激素就開始分泌，以抑制身體的排尿功能，「節約用水」；但喝水多的時候，這種激素即會減少分泌，尿量也就多了。

不僅喝水的多寡決定了抗利尿激素的分泌與否，水的質地、濃度也很重要。如果是喝白開水，會稀釋血液，此時身體為了保持一定的血液濃度，便會減少這種激素的分泌來利尿。因此，喝了就想尿的人，如果一直喝白開水，那一定在半小時後尿增多，如果這時正在車上，就很不方便了。

如果喝的是淡鹽水，就不會出現這個問題，因爲鹽分可以保持血液中膠體滲透壓的穩定，使血液不會變得太稀，尿液當然就無從驟然增加。

TOPIC 

健康飲水時刻表

一天之中，最好能保持一千五百至一千七百毫升的飲水量，可分少量多次飲用。

人沒有水是無法生存的，在一天之中，除去吃飯時的喝湯喝粥，最好能保持一千五百至一千七百毫升的飲水量。這麼多的水，可分少量多次飲用，一來保證身體不因時間間隔太長而缺水，更重要的是能避免暴飲而傷身。

上午六點半

經過一整夜的睡眠，身體已經缺水了。早晨容易好發心腦血管疾病，缺水是主因。起床之際，最好能喝下兩百毫升的水，這樣才不會使血液黏稠，這杯是什麼水不重要，但一定要足量，而且不能是涼水！

上午八點半至九點

吃完早餐，已經趕到辦公室或者開始打理家務了，這段時間是相對緊張的。如果是乾燥的季節，水分的蒸發會很明顯，敏感的人可能會口乾，這個時候最好能喝一次水。

假如你是個脾虛、不喜歡喝水的人，可用黃耆十克、紅棗三至五個自製藥茶來喝。

上午十一點至十一點半

現代人的工作、生活環境都改善了，很少會因為熱而缺水，特別是待在冷氣房裡，很多人都忘了喝水。事實上，有空調的環境是最容易缺水的，典型的例子就是坐飛機。

醫學上有個病症，叫「經濟艙症候群」。因為人坐在經濟艙裡，空間小，幾個小時不活動，加之機艙內乾燥、上廁所不方便，所以乾脆不喝水，這就會使血液變濃，流動慢，血栓因此形成。血栓隨血流堵住關鍵部位，比如肺動脈或者腦血管，就致命了。有的人下了飛機突然發病甚至不治，很多就是因為「經濟艙症候群」。

居家或者是在辦公，只要久坐不動，也可能出現類似問題，因此，不管環境是不是炎熱，及時補水都非常必要。

上午十一點，距離午餐還有一段時間，喝水正好不會影響。如果你坐的位置離飲水機或者茶水間還有點距離，那就不要在桌子上準備水杯，每次喝水都強迫自己起身活動去倒水，這樣不僅補充了水分，而且也減少久坐的後患。

下午一點

吃完午餐，用水漱漱口，之後喝一次水，準備接下來的短暫午休。

吃飯後不要馬上刷牙，因為牙齒表面會自動產生一層保護膜，這是身體的本能，為保護牙齒不受腐蝕。如果馬上刷牙，就會破壞這層膜。最好是飯後十分鐘左右再刷牙漱口，之後再喝這一天的第五次水，如果午餐喝了很多湯，這杯水可以少喝，否則要補充多一點。

因為社交的關係，很多人擔心自己有口臭，身邊備著漱口水，如果只是單純的清涼爽口成分，常用無妨，但裡面如果含有抗菌的成分，就不適合常用。因為口腔中有四百多種細菌，平時都和我們和平共處，而且是「天生我材必有用」。

假如使用抗菌的漱口水漱口，這些細菌之間的平衡就會被打破，反倒容易引起或者加重口腔潰瘍等問題。且口臭未必都是牙齒或口腔造成，很多時候是因為胃中有熱。西醫也發現，胃裡有幽門桿菌的人，口臭很明顯，而且久治不癒，這不是簡單漱口就能解決的。

下午三點

這是下午最主要的補水時間，茶、咖啡或者藥茶都可以，因為加了味道，這次的水可以喝得多一點，而且可以把「Tea Time」當作一次短暫的社交機會。

下午五點半

下班離開辦公室前，再喝一杯水，既是為回家的晚餐做準備，也可應對一路上的消耗。如果你身形微胖，這個時候可以喝一杯不加牛奶、不加糖的黑咖啡，一來補水，二來提神。如果可能，藉此多走幾步，甚至走回家，閒置了一天的身體終於有了運動的時間。

晚上九點至十點

確切地說，應該在睡前一個到半個小時再喝上一杯水。這杯水一定要喝，否則一整個晚上，身體沒辦法應對「無感蒸發」，會使第二天早上嚴重缺水。

很多人睡前不喝水，一是怕夜尿，二是怕第二天起來眼睛腫，這兩個問題都不是單純不喝水就可以解決的，需要用健脾補腎的藥物幫助。如果僅僅以不喝水的方法將就，肯定是一邊缺水，一邊眼睛腫。

TOPIC 12

喝粥未必養胃，湯藥能把人吃虛

以粥調養並不是適合所有的疾病，特別是水多喝一點就胃難受的人。

喝粥養胃，究竟是對是錯？

喝粥能養胃，這是民俗。中醫經典《傷寒論》裡也曾囑咐過發燒的病人，在吃了桂枝湯之後，喝熱稀粥一碗，為的是藉助粥的五穀之氣，幫助身體出汗，因為汗是需要氣血作為化源的。

但是，以粥調養並不是適合所有的疾病，特別是水多喝一點就胃難受的人。他們的胃確實需要養，但絕對不是喝粥，而是吃餅乾、烤饅頭這些含水量少的食物。

很多老中醫遇到這種人，就算是西醫胃鏡診斷為淺表性胃炎，也不會給予重劑，需要煎湯藥治療的，也囑咐病人要煎得濃一點，不要一大碗灌進去，他們甚至會把烤饅頭當作食療處方，開給「老胃病們」。

而這些老病號，也真的靠每天吃幾片烤饅頭，而不是頓頓喝粥，治好了胃病。因為水是陰性的，脾虛的人陽氣本身就弱，他們不能暴飲，就是提防虛弱的陽氣被陰氣所傷。這一點同理於民間的另一個說法：吃湯藥時間長了，人會變虛。

湯藥和丸藥，應該選哪一種？

很多人不理解，認為會不會變虛，應該和藥物有關係。例如補氣的藥，只要對症，長期吃一定能增加氣力，絕對不會越吃越虛。

但是，同樣是補氣的藥，一個人服用湯藥，另一個人吃丸藥或者膏方，後者的補益效果可能比較好，這是由於湯藥這個劑型的關係。

中醫講「湯者蕩也」、「丸者緩也」，意思是湯藥的劑型有滌蕩外邪之力，更適合那些急性病，或是急需迅速去除邪氣時使用。如便祕上火，一帖去火的湯藥喝進去，第二天大便通暢，火也就消除了。

因為湯藥是水劑，容易被吸收，但也因為是水，喝進去一下子就增加了胃的負擔。在吸收藥效的同時，胃氣會受損，如果是短期的話問題不大，長期則損耗會積少成多。加上病人原本就脾虛，身體的運化力量不足，勢必雪上加霜。

丸藥或者膏方的吸收緩慢，類似現在的「緩釋」劑型，也沒有水的陰性損傷身體，因此對脾虛之人而言，無意中就有了健脾效果。

所以以調養、治療慢性病為目的的秋冬進補，一般都是用丸藥或者膏方。所謂「秋冬吃膏」，不是因為湯藥麻煩，而是長期喝湯藥有飲水過度、傷及陽氣之嫌。

第三章

什麼人最容易有濕？

肌肉無力的人、用腦過度而失眠的人、運動少且心思重的人、喝全脂牛奶或者吃很多乳製品的人、吃過多油膩食物的人，身體容易生濕。

TOPIC 01

濕人有哪些症狀？

舌苔膩、大便不成形黏馬桶、喝水不解渴、身體沉重、小便混濁，白帶稠且有氣味，腿上、腳上的皮膚皸裂後分泌物多……這些問題一出現，中醫就會辨證為濕了。

不僅是濕胖的人，很多人都覺得自己的身體裡有濕氣，屬於「濕人」。這是除了「上火」之外，一般人最容易下的「自我診斷」；他們會為此尋找各種去濕的藥物和方法，但效果不好。為什麼呢？因為診斷錯誤，就算用藥是對的，也是緣木求魚。

什麼時候才是身體有濕呢？

（一）舌苔膩

厚膩的舌苔，自己是有感覺的。我們會嘴裡不靈活、有口臭、胃口也不好，大便多是不成形甚至黏馬桶。這些都是腸胃道不乾淨的表現，舌苔膩說明身體裡有沒排出去的老舊廢物。

舌頭是腸胃道的延伸，其變化最能直接反映消化道的情形，尤其是舌苔。幾乎可以這樣說：舌苔有多髒，腸胃道就有多髒，舌苔膩乃胃腸道有濕的表現。這個時候，如果勉強吃補藥，包括吃重口味的美食，都會「閉門留寇」，意思是將「破壞分子」留在家裡，這是中醫的大忌。就算舌苔膩的同時沒有伴隨其他的症狀，也一定要趕快去濕，否則就是在日復一日為腸胃增加負擔。

除了舌苔膩之外，很多人的舌頭是胖的，還有齒痕，這就是脾虛加濕了；因爲脾的轉運能力不足，廢物才停在他們的身體裡成了濕。

(二) 大便不成形、黏馬桶

大便黏馬桶這個現象，曾經被以訛傳訛為大腸癌的徵兆。如果真的是這樣，那大腸癌的病患數量應該會大增。

大腸癌的表現之一，確實是排便習慣的改變，一般為有膿、血摻雜其中，而且伴隨著腹痛。但大多數大便黏馬桶的人，完全沒有類似的問題。除了膿和血，大便會黏還有很多因素，比如飲食成分、腸道菌叢，以及消化酶的分泌等等，這些都是功能性的改變。

如果看西醫，這些肯定不算病，中醫卻給它們命名為「濕」。用中醫的理論解釋，就是脾氣無法勝任運化的功能，好東西沒充分吸收，髒東西未及時排出，而是停在腸道中，就會造成「濕」。有濕的大便會黏膩在馬桶上，不容易沖乾淨。

（三）喝水不解渴

很多人都會感覺喝水不解渴，原因不是天氣乾燥，就是體質陰虛。天乾物燥的季節，想喝水是正常的，但若在不乾燥的時節，也口渴難耐，就可能是陰虛了，這種人身體的缺水程度很深。

無論是乾燥還是陰虛引起的口渴，都可以透過舌頭來辨識。如缺水嚴重的陰虛，舌頭會變瘦，又因為缺水會上火，所以乾瘦的同時顏色也是偏紅的。治療這樣的口渴，就要用能補陰生津的藥物或者食物。

但是，有的人在口渴同時，舌體很胖，舌苔很膩，這就不是身體缺水了，而是喝進去的水無法吸收。為什麼？**因爲水被濕邪裹住了，身體利用水的功能受阻，所以人才會一直覺得渴**。又為什麼不想喝水呢？因為濕邪影響了脾胃功能。濕和水都是陰性的，被濕所困的脾胃，吸收水分更困難，所以這種人在本能上又怕喝水。只要是渴又不想喝的矛盾出現，一般都是有濕在作祟。

（四）身體沉重

這種感受在暑熱最容易體會到，因為夏天濕氣重。中醫說「濕性重濁」，只要是濕性疾病，或者會導致全身沉重，或者發生在我們身體下部。

這個重和累不一樣，累是沒勁，重是有勁但運動的時候比平時要吃力，而且頭腦也不清醒，嚴重者會覺得像是有塊濕毛巾裹著頭部，夏天的感冒最容易出現這種症狀。

比身體沉重更常見的情況，就是身體下部的分泌物增多，此乃濕重的典型表現。如小便混濁，白帶稠且有氣味，腿上、腳上的皮膚皸裂後分泌物多……這些問題一出現，中醫就會辨證為濕了。

TOPIC 02

什麼人最容易生濕？

懶惰者、過度用腦者、貪吃者很容易生濕。

（一）懶惰者

濕重的人身體總是困重的，因此懶得運動。反過來說，一個不喜歡運動的人，也最容易生濕。

中醫有「久坐傷肉」的理論，從字面意思很容易理解：久坐不動，肌肉就要萎縮失能。另外，燃燒脂肪、為身體提供能量的粒線體，主要存在於肌肉細胞中，肌肉少又不動，脂肪的「鍋爐」降低效能，燃燒不完全就只能剩下來堆積而變胖，這是「久坐傷肉」的另一層含義。所謂「傷肉」，其實就是肌肉的質和量下降了。

肌肉無力的人，都有一個虛弱的脾，所以「久坐傷肉」最終傷的是脾，脾若運化無力，垃圾就容易留在身體裡，即會生濕了。

（二）過度用腦者

思慮過度，大腦的耗能就多，會分流掉原本該給肌肉的供能，從某種意義上說，「頭腦簡單，四肢發達」是有一定道理的。

用腦維生的人，比體力勞動者更容易失眠，中醫治療這類失眠最常用的是「人參歸脾丸」。有些人覺得奇怪，治失眠的藥，為什麼不是「安心」，而叫「歸脾」呢？因為這種失眠是脾虛導致的，脾虛後血的生化不足，心神失去心血的濡養而四處遊蕩，人就失眠了。

運化功能如此糟糕的脾，自然也難以及時清運「垃圾」，於是就生濕了。所以，越是運動少、心思重的人，越容易脾虛，也容易濕重，且在有齒痕的胖舌上面，還有一層很膩的舌苔。

（三）貪吃者

中醫會囑咐病患不要喝牛奶，理由是牛奶生濕。

前面提過，所謂「濕」，就是身體該排未排的廢物，牛奶之所以被認定會生濕，是因其所含脂肪高，每一百克牛奶中含有三．三克的脂肪；這在貧瘠的年代是非常珍貴的，那時候食物的熱量很低，脂肪很少，人們生病都是因為營養不良而導致免疫力低下，所以有脂肪的牛奶是很理想的補品。

現在的問題則是飲食已越發精緻，而且熱量很高，如果再喝全脂牛奶或者吃很多乳製品，無異增加胃腸的負擔。再加上國人常有乳糖不耐的問題，因此，牛奶對我們來說確實存在生濕的困擾。

食物吃進胃中，胃要研磨後才能排空，但不同的食物，排空所需的時間也不同。而食物的組成不外乎脂肪、蛋白質、碳水化合物，其中以碳水化合物（澱粉類）排空最快，之後是蛋白質，最末是脂肪。

所以，如果早餐是一碗白粥加鹹菜，很快就會餓了；如果是少點稀飯再加個水煮蛋，堅持的時間會長一點；如果換成煎蛋，可能到中午都不會餓，這就是因為胃排空有油的食物很慢。如此對正常的胃腸來說是經飽、耐餓，但遇到消化功能不好的人，**脂肪含量高的食物排空速度就更慢，也就更容易滯留在胃腸中而生濕。**

TOPIC 03

米會生濕，炒米卻是去濕茶

讓米不生濕有兩個辦法：一是吃糙米，二是把白米炒焦，後者是可以去濕的。

有朋友問我，說米會生濕，因為水稻長在水裡。身體有濕的人，是不是就不能吃米飯了？

這個問題有幾點特別值得回答。

長在水裡的東西就容易生濕嗎？

絕對不是！如果說長在水裡的東西就容易生濕，那荷葉、菖蒲情何以堪？它們都被中醫用來去濕。夏天吃東西沒胃口，或胃裡飽脹的時候，中醫會用荷葉、荷梗去濕開胃；因濕困而頭腦昏蒙不清之時，菖蒲就是好幫手。

中醫的濕，簡單講，是身體沒能及時排出的廢物，排在第一的就是脂肪、蛋白質含量高的肉類，如豬肉，但豬並不是水生啊！

米生濕的道理爲何？

應該這樣說，越精製的米越有生濕之嫌，因為經過加工之後，米中就只剩下碳水化合物了，它們可以很快被吸收分解為糖，在體內形成「血糖風暴」。這樣的米吃多了，容易得糖尿病，用中醫的話講，就要生濕了。

因此，如果米會生濕的話，就要怪現在的米太過精製了。

如何讓米不生濕？

有兩個辦法：一是吃糙米，二是把白米炒焦，後者是可以去濕的。

糙米沒有經過加工，保存了全穀中的維生素、礦物質和纖維素，吃進去後不僅分解成糖的時間要更長，而且分解出的糖也更少，不至於導致高血糖，也就不容易生濕了。

白米本身就是碳水化合物，炒焦之後就碳化成活性炭。我們知道，活性炭的吸附作用很強，現在連洗面乳都含有這種成分，可幫助大家在洗臉的時候去除油膩髒汙。

變成活性炭的白米吃進去，從物理學上講，可以吸附腸道中多餘的水分；從中醫療效看，這就是去濕。因為脾虛對食物和水分的吸收都不俐落，而使它們殘留在腸胃道裡，就生濕了。然白米是入脾經的，本身就可以健脾，所以《黃帝內經》才把「五穀為養」放在所有食物排序的第一位。因其能健脾，加上炒焦後的吸附作用，一味焦米便有了健脾與去濕的雙重功效。

如何製作焦米？

焦米做法

將白米洗淨後晾乾，如果是免洗的可以直接炒，最好用鐵的不沾鍋，可以不放油，炒到白米變得焦黃就行了。

如果你現在正在腹瀉，而且大便是沒有臭味的水瀉，就可以炒得更焦一點，因為白米的碳化程度越高，吸附止瀉的效果越好。

用開水沖泡焦米，最好加點飴糖，因為飴糖就是由穀物發酵而成，有很好的健脾功能。**這種焦米茶帶有穀類的香醇，那些胃腸怕冷，喝點水就胃不舒服，大便不成形，動不動就腹瀉而且是水瀉的，西醫多診斷爲慢性胃炎、腸炎或者大腸激躁症的人最適合服用，它可以緩解脾虛寒濕的體質和狀態。**

用薏米去濕，炒熟很重要！

除了焦米，很多人習慣用薏米去濕，還加了紅豆，可是效果不彰，甚至變重了，為什麼？因為用的是偏涼的生薏米。緩解濕邪造成的腹瀉，一定是要在溫的前提下，**因此，薏米粥得用炒薏米，這樣才能去除涼性，使之更具健脾化濕之力。**

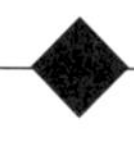

炒薏米做法

薏米洗淨後，用文火炒至微黃色、略有焦斑、帶點香氣就可以了，用它和紅豆一起熬粥，才有止瀉的效果。

TOPIC 04

你每天晚上都在損傷身體的排毒去濕功能

不要超過晚上六點吃晚飯，而且要少吃。晚上六點後除了喝水，儘量不吃東西。

一說到濕，人們就想到「去濕」，想到「排毒」，很多人會為此吃瀉藥，吃去濕偏方，刮痧、拔罐之類的。拉完肚子之後短暫的輕快，刮痧、拔罐時出的紅印、水泡，讓人覺得毒和濕也隨之而去。

事實上，大便不是身體唯一的排毒方式，刮痧、拔罐能否有效，關鍵要看身體是否壯實。更重要的是，我們自身就有一種排毒去濕的本能，只要你少吃，適度饑餓，它就會啟動，即是「細胞自噬」。

什麼是「細胞自噬」？

當身體處於饑餓狀態時，為了節能，細胞會把體內無用的、有害的物質吃掉，這就是自噬，不僅保存細胞的活力，還會消除癌症等疾病的發生。二〇一六年，日本科學家大隅良典就因發現了「細胞自噬」的機制，而獲得諾貝爾生理學或醫學獎。

美國康乃爾大學的研究者們曾對動物進行試驗：他們讓老鼠減少攝入三十％的熱量，結果牠們的壽命延長了三十至四十％。有意思的是，那些吃得多、透過運動而瘦下來的老鼠卻並不增壽。由此可見，適度的饑餓才是關鍵！

細胞最外面是細胞膜，中間是細胞質，最裡面是細胞核。大多數細胞的活動是在細胞質中進行，且會產生大量殘渣，甚至在代謝過程中出現錯誤，裝配出異常的蛋白質，疾病就因此產生。中醫的濕邪，也包括在其中。

粒線體存在細胞質中，它代謝時也有很多副產品誕生，如會引發基因突變而因此致癌的自由基（活性氧）。

一旦「細胞自噬」機制啟動，就可以將細胞質裡的代謝殘渣、異常蛋白質以及自由基清除掉，恢復正常的細胞活動。人上了年紀容易生病，特別是罹患癌症，就是因為年齡增長，殘渣之類的廢物不斷增加，而細胞的自噬能力逐漸下降。

如何保持細胞的自噬功能？

不是吃藥，不是運動，而是適度的饑餓。研究發現，人體一旦遇到營養不足、缺氧、生長因子缺乏等情況，細胞就會加速自噬。相反的，如果血液中游離胺基酸（來自食物）的濃度升高，細胞自噬能力就會降低。因此適度饑餓之後，游離胺基酸的濃度減少，細胞的自噬能力也就提高，身體又恢復排毒去濕的本能。

怎麼做才能提高細胞的自噬能力？

很簡單：晚飯早吃、少吃。

在正常飲食狀態下，從凌晨兩點到早餐前，血糖和游離胺基酸的水準，都是一天中最低的，此時的細胞自噬速率達到最大。**如果晚飯早吃（不要超過晚上六點），六點之後除了喝水，儘量不吃東西，實在餓了，也最好用芋頭、山藥這類纖維素多、熱量低，不會掀起「血糖風暴」的根莖類食物充饑。**這樣就可以延長「細胞自噬」的時間，以便清除更多的代謝殘渣、異常蛋白質以及自由基，也就減少了細胞的衰老和損傷。

就是這個原因，古人早就有「晚吃少」的講究，現在營養學也說「晚餐要吃得像乞丐」，不僅是為了避免發胖，更是預防疾病甚至防癌。

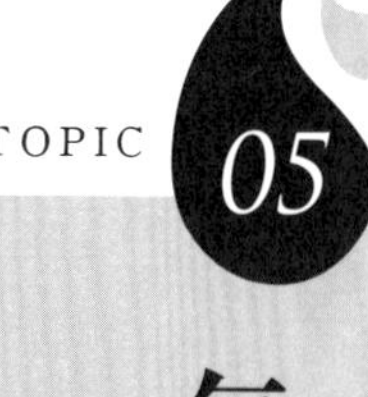
TOPIC 05

每天多吃一個餃子，一年會增胖三公斤

胖子一定要認真計算每天所有的熱量攝取，它們很可能成為不知不覺中長的肉。

爲什麼總是減肥不成功？

減肥不成功的人總覺得自己很冤枉：沒多吃什麼，卻還是胖。其實，「物質不滅」的真理放在減肥這件事上，更是絕對的鐵律；胖子一定要認真計算每天所有的熱量攝取，它們很可能成為不知不覺中長的肉。

有人做了統計研究：十一粒花生米，一片多一點的蘇打餅乾，半個餃子，八顆開心果……每天，只要多吃其中一種，連續一年下來，如果本身的運動量維持在既有水準上，就會因此淨增體重一・五公斤。看似不多，而且每天一片多的蘇打餅乾也不多呀。

如果再放鬆一點，每天多吃一個餃子，一年下來就會胖三公斤，這個分量就明顯了。如果是身高一百六十公分的人，所有人都會覺得你胖了，但是問你的時候，你應該不會覺得每天多吃的那一個餃子，是個值得在意的增肥細節。

有兩句話人們總是叨念：「細節決定成敗」、「細節就是力量」，之所以這麼說，是因為「大」都是「小」組成的，「大」會分散到每個細節中，忽略細節會釀成大錯。相對地，抓住細節也就攫獲了主幹，特別是健康這件事。

大家都知道狼孩（文學名著《叢林奇譚》）的故事。一個嬰兒由狼帶大，他的基因雖然是人，但顯現出狼的特質。按理說，基因是非常頑強的，要想改變，必須經過多代的生命周期，但是，從小由狼帶大的孩子和狼很像，就是因為狼的生活方式重新塑造了他。這種塑造是在每天的一點一滴中完成的，積攢起來，力量大得驚人。所謂「水滴石穿」就是這個意思。

減肥產生「停滯期」，該怎麼辦？

雖然原來的飲食量和運動量都沒有改變，但在減肥一段時間之後，效果卻開始變得不明顯。這種停滯期是所有減肥的人都會遇到的，大約會在節食加運動後半個月出現。為什麼？這就是人體的智慧。

身體會想盡一切辦法來適應外來的刺激，包括節食和運動。一旦在熱量消耗上達到平衡，減肥的效果就會停止或者降低，這個時候，唯一的辦法就是打破這個平衡。

如果飲食熱量已經很低了，再無繼續節食的可能，運動量也不能增加了，那就可以用改變飲食和運動節奏的辦法來調整。**例如，原來每天快走一小時，可以改爲慢跑半小時，再快走二十分鐘，或者將晚上的鍛鍊改到早上**。透過這種「總量控制，結構調整」的方式，打破既往的消極穩定，建立熱量消耗的新平衡，減肥效果又會繼續了。

TOPIC 06

誰說五穀雜糧減肥？它們的熱量比精製穀物還要高！

各種糧食作物所含的熱量很接近，甚至五穀雜糧的熱量比精製穀物還要高。

多吃五穀雜糧，眞的能減肥嗎？

無論是減肥還是預防糖尿病，現在的人都首推五穀雜糧，他們的理由是：五穀雜糧的熱量比白米低，可以多吃。

其實這是錯的！各種糧食作物所含的熱量很接近，甚至五穀雜糧的熱量比精製穀物還要高！以被糖尿病人寄予厚望的筱麥為例：每一百克筱麥含的熱量約為三百七十六卡，而一百克白米約是三百四十五卡，還略高一些呢！

但營養學家確實推薦過用雜糧粥代替精米白麵，他們自己也已經很久不吃純白的米飯饅頭了，為什麼？因為雜糧粥、五穀飯中含的水比精米白麵要多！用通俗的話說，就是五穀雜糧煮熟後，體積更大。

因為雜糧沒經過加工，纖維素很多，如果要煮一碗雜糧粥，必須要放六倍左右的水才能煮爛、煮熟。但是，如果是蒸白米飯，一・五倍的水足矣。也就是說，同樣的體積下，雜糧煮成粥會是很大一碗，而白米煮出來的量卻很少，所以一碗雜糧粥能吃得很飽，由此減少了食物的攝取量。如果換成精米白麵，想獲得同樣的飽腹感，就要吃得更多了。

如何利用雜糧粥減肥？

首要在控制量，一定不能比平時吃的白米還要多，且要減量，之後多加一些水煮成粥或者飯。這樣的雜糧粥才能真正降低熱量，符合減肥的通則：選擇含水量高的食物來飽餐一頓。就像吃葡萄不會長胖，但葡萄乾會，因為一百克葡萄的熱量只有四十三卡，但變成葡萄乾後，暴增為三百五十卡，增加了八倍之多。因此，從減肥的角度說，果乾類的零食是大忌，因脫了水，又加了糖，熱量再次被濃縮，看似沒吃進多少，但總量很容易超標。很多女孩子不吃主食，但是話梅、芒果乾依舊吃不停，這些零食的熱量，早就超過她們忌口很久的饅頭和米飯了。

TOPIC 07

生酮飲食確實能減肥，但也能生濕

從中醫角度看，
生酮飲食是典型的傷脾飲食。

只吃肉，不吃澱粉真的能減肥嗎？

傳說中的「吃肉減肥」，早就有了醫學的規範稱謂：「生酮飲食」，而且最近還獲得了不少專家的支持。美國阿拉巴馬州立大學一項為期八周的研究顯示：生酮飲食組平均減重達九．七％，低脂飲食組只減掉了二．一％；在腹部脂肪減少量上，前者比後者多出近三倍。

另一項綜合了十三項臨床試驗的結果顯示：相較於低脂飲食，生酮飲食可減去更多體重，且更能保持減重的效果。

生酮飲食的意思是：不限制每天攝入食物的總熱量和脂肪，只限制碳水化合物。這是不是意味著：從此可以放心大膽地吃肉，只要不吃澱粉就能減肥了？

並不是。

這個肉不是指你愛吃的紅燒肉、白斬雞，而是肥肉。且在吃肥肉的同時，不能配米飯、饅頭，甚至水果，只有徹底切斷糖和蛋白質這兩大能量來源，才能逼著身體把脂肪轉化為能量，透過代謝脂肪而減肥。

如果執行生酮飲食兩周，真的可以減輕體重近五公斤！這是研究者獲得的資料。但前提是，每天吃進去的食物中，必須七十五％是脂肪，蛋白質和碳水化合物分別只占二十％和五％。

如果能如此堅持，除了減肥，還會收穫其他益處，如降低血糖。一項為期五年有關生酮飲食的研究顯示：當進行到第十周時，五十六・八％的患者可以減少或停用降糖藥物，體脂含量平均降低七・二％；進行到第六個月時，平均減重十二％，保持減重效果率高達八十九％；堅持一年時，在糖化血色素、減重和減少降糖藥物用量方面，均顯著優於低脂飲食，罹患冠心病等慢性病的風險也隨之下降。

但是，堅持一年的生酮飲食，談何容易！

眞正的生酮飲食爲何？

我們來模擬一下：

以一個成年人每天正常的飲食熱量一千八百卡為例，其中的一千三百五十卡需要用脂肪來獲得，這是生酮飲食者一天的主食。這麼看來，他們更像是喝油減肥，但又有幾個人能堅持每天靠喝油度日？即便是肥肉、牛油、橄欖油你可以自選。

還好，可以吃堅果，因為堅果油脂豐富。以美國杏仁為例：一百克的熱量是五百六十卡，一天可以吃兩百五十克左右，但這只是粗算，因為杏仁也含蛋白質，還需要在蛋白質這部分，把它扣除掉。

之後，還能吃三百六十卡熱量的蛋白質。一百克醬牛肉的熱量是兩百四十六卡，只能吃二至三兩而已。在網路上瘋傳的生酮食譜中，透過涮羊肉、炸雞腿大快朵頤的做法，是違背生酮飲食對蛋白質的限制的。因為羊肉和雞腿中的蛋白質太多，身體就不再消耗自身的脂肪了，減肥就會因此泡湯。所以，如果把生酮飲食等同於吃肉減肥的話，這個肉並不是瘦肉，而是肥肉。

再來是澱粉和糖，它們加在一起才九十卡，其中還包括會誤以為減肥可以放心吃的水果。水果含糖量很高，而生酮飲食對糖是禁忌的，因為糖是很好的能量來源，會代替脂肪給身體供能，因此只能吃一點米飯和一片蘋果。

好消息是：蔬菜含糖低，可以多吃，而且可用大量的油來炒，不必像以前那樣，只能開水燙青菜了。

也就是說，生酮飲食開始之後，除了喝油、吃肥肉，就要靠杏仁和炒青菜度日了。這樣的吃法不會傷身嗎？肯定會！所以按照正規要求，生酮飲食需要在醫師的指導下進行，而且不能有慢性疾病在身。

從中醫角度看，生酮飲食是典型的傷脾飲食。首先，它所攝取的大量脂肪，是最難排空，也是最難消化的，這就極大地耗傷了脾氣。其次，它剝奪了吃五穀雜糧來健脾的機會。在此雙重影響之下，就算忍住生酮飲食的乏味而減肥成功，脾虛帶來的後患也可能接踵而至。

TOPIC 08

想減肥，一周有兩天可以這樣吃

減肥時吃蛋白質，
是「揮霍」人體能量的好辦法。

減肥必須節食，但節食也可以不受罪，最好的辦法是，每周撥出兩天來限制飲食，餘下的五天照常吃喝，堅持一個月，就可以明顯變瘦！更重要的是，這種輕斷食還有助於防病、防老！

「輕斷食」該怎麼做？

輕斷食這兩天，也不是徹底餓肚子，而是熱量要控制在五百卡，相當於成年女性正常食量的一半。只要找到熱量低、營養均衡，同時飽腹感強的食物組合，就會在無感中達到減肥的效果，具體的搭配方式參考如下：

首先需要兩個雞蛋，一瓶牛奶，兩者加在一起的總熱量是兩百五十卡，這只吃到全天熱量的一半，但確保了一天的蛋白質供應。

減肥的過程中必須有蛋白質，絕對不能全素（全是植物性食物）。一來，它是身體的結構基礎，是人體這座大樓的鋼筋水泥，一旦缺乏，就容易坍塌，且肌肉、骨骼、皮膚都會受影響。很多人瘦得「皮包骨」，其實少的不是脂肪，而是蛋白質的結構受損了。

同時，食物中如果有蛋白質，會餓得慢一點，因為它的消化，比碳水化合物和脂肪都要慢，亦即有蛋白質的食物更耐餓。

還有一點很重要：食物的消化過程，胃的黏膜、腸道的蠕動以及消化酶的分泌，都是要消耗能量的。其中，消化蛋白質耗能最多，如果吃進去的蛋白質最終轉化為一百卡熱量，其中有三十卡是用來消化的。所以，**減肥時吃蛋白質，是「揮霍」人體能量的好辦法。**

接下來可以將雜糧粥當成主食，因為一百克雜糧粥是四十七卡，兩碗不到一百卡。且纖維素多，飽腹感強，而且各種礦物質、維生素含量都多，能夠保證節食過程中的營養均衡。

再來是蔬菜。如果吃五百克的炒蔬菜，熱量大約是一百卡。蔬菜是食物中熱量最低的一種，只要不用太多的油來炒，或者是水煮，多吃既能解餓又能大量攝入維生素。其維生素含量遠比水果要高得多。

剩下的熱量就給水果吧。如果是夏天，可以吃西瓜，它是最好的減肥食物，因為水分多，熱量相對低，五百克才一百卡的熱量，比吃其他質地緻密的水果熱量要低。

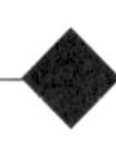

輕斷食減肥法

這樣綜合下來，兩個雞蛋，一瓶牛奶，兩碗雜糧粥，炒蔬菜和西瓜各五百克，這些食物在一天中吃完，熱量大約是五百至六百卡。而這個飲食量，並不會讓你餓得前胸貼後背，正好符合輕斷食那兩天的熱量標準。

餘下的那五天，可以稍微放縱一下，只要不要過油、過甜、過飽，每天的熱量是這兩天的一倍左右，這樣五比二的節食節奏，收到的效果不只是減肥，還能防病和抗衰老，啟動我們前面說的「細胞自噬」。

TOPIC 09

能讓你不餓的減肥藥，早已禁用

千萬不要在網路上購買來路不明、號稱可以減肥的各種「健康食品」。

減肥藥可能是毒藥嗎？

「減肥藥可能是『毒藥』」絕對沒有言過其實，之前已經有多個減肥藥致死的案例。之所以仍舊有那麼多人拚死「服毒」，甘願被減肥藥「榨乾」，是因為這些藥還真的有神效，它們大多含有一種可以讓你不想吃東西、抑制食慾的成分，就是「西布曲明」（Sibutramine，商品名「諾美婷」）。而有如此療效的減肥藥，卻早在二〇一〇年就被各國勒令下架了，原因是過量服用會導致猝死！

其實，西布曲明也曾在一九九八年「堂而皇之」進入市場。當時美國食品暨藥物管理局（FDA），批准它作為一種口服抑食劑來使用，隨後被用於輔助治療肥胖症。

西布曲明的減肥原理和普通的瀉藥不同，它作用在神經中樞來減少食慾，由此達到減肥的效果。當時，在上市前的小規模測試中，並沒有出現安全問題，但是在上市後的監測中很快發現，一部分的藥物使用者，產生了嚴重的心腦血管不良事件。

歐洲藥品管理局對此進行了一項大規模的臨床實驗，結果發現，使用西布曲明的受試者，體重減輕的百分比，與使用安慰劑者相比高出二・五%，但是產生心腦血管疾病的風險，比安慰劑組高了十六%。也就是說，必須冒著死亡的風險，獲得有限的減肥效果——二・五%與十六%，這真是得不償失！有鑒於此，從二〇一〇年開始，這類藥品在歐盟國家、澳洲、美國、中國以及台灣皆被勒令下架。

但是，這種已經被列入黑名單的減肥藥，此後仍舊不斷被違法添加，因為它抑制食慾的效果非常受歡迎。對因貪吃而肥胖的人來說，他們減肥的難點就是控制不住嘴！所以，千萬不要在網路上購買來路不明、號稱可以減肥的各種「健康食品」，還是遵循正確的減肥方法才是正道。

健康減肥的標準是什麼？

減肥是個生活方式改變的過程，以每周減〇・五公斤為佳，這樣的速度，對飲食的衝擊不大。**晚餐少吃一半，飯後至少半小時後快走四十分鐘，很容易達到每周減〇・五公斤的目標。一旦養成這個習慣，也就不會在減肥成功之後，出現復胖的問題。**很多人會復胖，就是因為正確的生活習慣還沒有形成，且採取的極端減肥行為無法堅持，效果自然大打折扣。

TOPIC 10

同一種藥能增重也可減肥？

胖和瘦，原因很可能是同一個，就是脾虛。

關於胖瘦，金元時期的名醫李東垣，在他的《脾胃論》中清楚地描述過：「脾胃俱虛，則不能食而瘦，或少食而肥，雖肥而四肢不舉，蓋脾實而邪氣盛也。」

這段文字裡包含兩個狀態和體形：**一個是不能吃而瘦，一個是不能吃而胖。雖然分屬胖和瘦，但都是同一個原因，就是脾虛。正因如此，所以在中醫那裡，會開出同一種藥，就是能健脾的「參苓白朮丸」**。

二十世紀六〇年代，中國曾發生大饑荒，因為沒東西吃，民眾的營養狀態很差，普遍都很瘦弱，當時醫生就是利用「參苓白朮丸」，給乾瘦、營養不良的病人當作補品，透過健脾而改善身體狀況，效果非常好。

這些就是「不能食而瘦」的人。他們因為饑餓傷了脾氣，加之食物匱乏、營養少，就造成了這種情況。現在也有這種情形，只不過原因倒過來，反而是不吸收。我見過一個女孩子，特別能吃，而且喜歡吃肉，一次可以嗑兩份牛排，但是很瘦，當時她去看中醫，醫生開的就是這種藥。

有意思的是，這個女孩子後來結婚生子，坐完月子仍舊很胖，她一直以為是產後問題，但孩子都上小學了，她還處於「喝開水都長肉」的嚴重肥胖中，去看中醫，醫生還是開這種藥。

爲什麼同一種藥，既能減肥，也能增重？

這從西醫的角度是說不過去的，因為減肥和增重在能量代謝上是矛盾的。**中醫之所以可以用同一種藥，是因爲它立足於肥胖和乾瘦的產生機理，皆是脾虛。**

中醫的脾是主運化的，類似身體的「物流」，運化不好就是物流失職，吃什麼都吸收不了，酒肉穿腸過，一樣乾瘦。運化不好，廢物也排不出去，於是不吃也胖，這個胖，就是垃圾堆積在身體裡，多是「濕胖」。中醫沒有關注胖或瘦的結果，而是著眼並且改變胖和瘦形成的機理，使營養和垃圾都得以歸位，由此以不變應萬變，綱舉目張。

同一個藥兼顧肥胖和乾瘦，也從另一個角度，提示那些年輕時怎麼吃都不胖的人切勿大意，如果他們因為自己長不胖而暴飲暴食，脾氣只會更加虛弱。在接下來的日子裡，無論是遇到生育還是生病等轉捩點，只要身體有一次「重新洗牌」的機會，他們馬上就會從一個吃什麼都不胖的瘦子，變成不吃也長肉的胖子，因為他們在乾瘦時累壞的脾，已經沒有清運垃圾的能力了。

第四章

美容是大事，濕胖毀所有

一個健康的美女和有眼袋的你之間，隔著一個強健的脾。

TOPIC 01

美女有臥蠶，而你只有眼袋

眼袋嚴重的人，大多還有面容胖腫、身材臃腫的問題，這些都是濕停留在體內造成的。

之前，胡歌拍攝的時裝劇，被網友認定是「得罪了修圖師」，因為他眼睛下的標誌「臥蠶」被修掉了。沒了臥蠶的胡歌，確實少掉很多生動的表情，再也不是笑眼彎彎、靈氣十足了——這就是臥蠶的功勞，它能使人看上去喜慶、甜美，而幾乎所有的美女，眼下都有臥蠶。

所謂臥蠶，從醫學上講，就是肥厚的眼輪匝肌，這些美女的臥蠶之所以好看，是因為它們屬於肌肉，緊緻又有彈性，因此讓面容變得生動。

與之相反，和臥蠶出現在差不多位置的是眼袋，兩者質地完全不同。眼袋裡不是肌肉，而是脂肪，脂肪是沒有彈性且鬆散的，所以它的下垂會越來越明顯，連帶著人的面容也顯得憔悴蒼老。

從形狀上看，眼袋大多是三角形，但臥蠶是橢圓形；不論臉部表情是哭是笑，眼袋都在，而臥蠶是在笑起來時才會格外明顯。有臥蠶的眼睛，看上去好像會笑。

如何去除有損容顏的眼袋？

手術是最簡單的，直接把多出的脂肪拿掉就行。但問題來了：去掉的眼袋，過幾年還會再長出來。因為手術只是拿掉脂肪，不能改變脂肪產生的原因。那麼，為什麼會在眼睛下多出脂肪呢？

首先是代謝能力下降。除了眼袋之外，全身都會有因代謝下降而堆積脂肪的問題。其次，眼周的肌肉無力撐住脂肪，眼袋因此下垂。而這些都和中醫的脾有關，換句話說，一個健康的美女和有眼袋的你之間，隔著一個強健的脾。

體內所有和肌肉有關的問題，都和中醫的脾有關：脾虛的人容易疲勞，因為骨骼肌張力不足，不能持重；脾虛的人大便不成形，因為腸道肌肉無力對食物殘渣「塑形」；脾虛的人面部肌肉無力，表情肌會下垂甚至鬆垮，眼袋就是後果之一。

停滯在身體裡多餘的老舊廢物，中醫稱之為濕，它們之所以徘徊不去，從西醫的角度講，是因為代謝率降低，脂肪不能燃燒；從中醫的理論來說，是脾的運輸能力下降。所以，眼袋嚴重的人，大多還有面容胖腫、身材臃腫的問題，這些都是濕停留在體內造成的。通俗地講，就是他們的身體被灌了水。

想要從根本上改變眼袋以及各種「灌水肉」的問題，唯一的辦法就是健脾，能健脾的藥物都可以成為皮膚的「緊緻劑」。除了前面提到的參苓白朮丸和茯苓糕外，還有一味藥是葛根。**葛根也是入脾經的，有升陽的作用，這個我們後面詳述。總之就是經由健脾，一方面增加代謝率而去濕，另一方面增加肌肉撐住多出來的脂肪，這才是治療眼袋的一勞永逸之法。**

TOPIC 02

油膩男突然出現

油膩，在中醫裡屬於痰濕，
是該及時代謝而沒有排除的廢物所致。

「油膩」多是形容體態肥胖、有大肚腩的中年男子，更有時尚人士說，如果再加上脫髮和手串，簡直就是油膩的「標準配備」了。

從醫學上講，「油膩男」和「濕胖女」都是病理體質的外在表現，他們相同的是，都以脾虛為基礎。不同的是，「濕胖女」是脾虛加濕，「油膩男」是脾虛加痰濕，這與性別以及飲食習慣有關係。

究竟什麼是「油膩」？

所謂油膩，在中醫裡屬於痰濕，是該及時代謝而沒有排除的廢物所致，如高血糖、高血脂、高尿酸等，其中能使人看上去就顯得很油膩的，主要是膽固醇，也就是血脂中關鍵的一項內容物。

血液中的膽固醇，只有三十%是來自於飲食，剩下的七十%，是身體自己合成製造的。就算把蛋黃、豬腦這類膽固醇高的食物都戒掉，如果本身代謝膽固醇的能力就不好，仍舊可能是高膽固醇的人。這種能力，在中醫屬於脾氣的範疇。

膽固醇增加，除了會加快血管中粥狀硬化斑塊的形成，導致心腦血管疾病之外，對青年或中壯年來說，最令人頭疼的一點，就是它乃激素合成的前驅物質，其中就包括讓人顯得「油膩」的睪固酮這種雄激素。

不論男女，身體裡都有雄激素，只不過女性的雄激素較少。人之所以長痘痘，皮膚、頭髮出油，油光滿面，甚至因出油而脫髮，就是雄激素過多（增加皮脂腺分泌的能力）或者失調（其受體對雄激素過於敏感）造成。

以前生活貧困時，很少有人長痘痘，是因為當時很少吃肉，食物中的膽固醇含量不高，沒有過多的原料來幫助雄激素合成，人們是因為貧困、饑餓躲過了「油膩」。

導致油膩的原因是什麼？

即便是現在，為什麼同樣吃肉，別人不油膩，唯獨你油膩了呢？這就和身體的清運功能有關，西醫叫膽固醇的代謝能力。研究發現，越是脾虛的人，膽固醇的代謝能力越低。

研究者先透過方法使小白鼠處於脾虛狀態，再給牠們吃高脂肪的食物，結果，同樣是攝入高脂肪的情況下，沒有脾虛的小白鼠，高血脂問題不明顯，而脾虛的小白鼠，血液中的膽固醇含量明顯升高。很顯然，中醫的脾的狀態決定了膽固醇的代謝力，因為它是負責運化的，如果不夠力，垃圾自然清不出去。

健脾才能改善油膩

所以，想要改善油膩，健脾得放在第一位。**中醫會給這種「油膩」的人開立「香砂六君子」，其中「六君子」（人參、白朮、茯苓、炙甘草、陳皮、半夏）是六味健脾的藥物，而香砂是木香和砂仁，負責清除消化道的廢物。**因為油膩男、脾虛者的消化道，也很不乾淨，具體反映出這種情況的就是舌頭，他們的舌苔往往非常厚膩。木香和砂仁有助舌苔變乾淨，更重要的是，同時讓消化道恢復清爽。

TOPIC 03

爲什麼中式名菜都是葷素搭配？

植物性食物是能使人清爽、不油膩的關鍵。

除了藥物，油膩男特別需要用植物性食物（多為蔬菜類）幫助「清掃」身體，他們急需從無肉不歡的「肉食族」變為「草食族」，而且隨著植物性食物攝入量的增加，油膩感會明顯減輕。

植物性食物爲何能改善油膩呢？

因為植物性食物含有植物固醇，它們和動物的膽固醇在結構上很像，且吃進去之後，也會和身體裡的膽固醇受體結合，兩者為競爭狀態；動物性膽固醇因為「座位」被搶走了，只有被排出體外一途。

研究顯示，植物固醇能有效降低血液中「壞」膽固醇（包括總膽固醇和低密度脂蛋白膽固醇）的含量，而不影響「好」膽固醇（高密度脂蛋白膽固醇），對高血脂患者來說有很好的降脂效果。植物固醇攝取量越高，罹患心臟疾病和其他慢性病的危險性就越少，這也是植物性食物能使人清爽、不油膩的關鍵。

於此，中式名菜早就做了示範：「百葉結燒肉」、「芋頭燒鴨」、「泥鰍鑽豆腐」、「蘿蔔牛腩」……這些傳統的菜餚之所以好吃，是因為葷素搭配的很對味，還賦予美食健康的意味。

有一點需要注意，同樣是植物，但食品的加工越精細，植物固醇的含量就越低，例如全麥麵粉就比中筋麵粉的植物固醇含量多。而紫米、薏米、蕎麥、青稞、小米、玉米等的植物固醇含量較高，平均在六十毫克以上，因為它們都沒有經過加工。

豆類的植物固醇含量比穀類高，每一百克黃豆中，植物固醇含量就超過了一百毫克。

喝茶真的能去油膩嗎？

說到植物能去油膩，很多人肯定還會想到喝茶。吃了大魚大肉之後喝杯茶，馬上覺得嘴裡、胃裡都清爽不少。事實上，這個感覺並不是血脂降低或是脂肪被化解，而是因茶中的咖啡因和茶鹼等，刺激了胃酸的分泌，導致吃肉的油膩感減輕了，肉的消化也加速了，甚至還能很快又感到餓，但血脂並不會因此降低，「喝茶能降脂、刮油」的錯覺是來自這裡。

除非喝的是濃茶，讓人興奮地睡不著覺，由此提升基礎代謝，增加了熱量的消耗，這樣倒是有可能帶來減肥的效果，同時也是有人主張黑咖啡減肥的理由，都是藉助咖啡因來增加代謝。但一般情況下，一個人一天也就喝十克左右的茶葉，這與每天認真、足量地吃蔬菜而獲得的植物固醇，還是無法比的。

TOPIC 04

這種肚子疼，會要油膩男的命

一頓暴飲暴食，或者食物過於油膩，有可能讓三酸甘油酯數值超標的「油膩大肚腩」，引發急性胰臟炎。

檢查血脂的時候，會分成「三酸甘油酯」和「膽固醇」兩項指標。三酸甘油酯與檢查前的飲食狀態有關。如果在抽血前幾天，吃了油炸或者肥膩的食物，它馬上就會升高；如果接下來的幾天改吃素，而且增加運動，過幾天再抽血，它的數值就可以恢復正常。

在血脂高的國人中，三酸甘油酯高的比例比歐洲人多，雖然它對血管的破壞力比膽固醇小，但可能搶在膽固醇升高導致心腦血管疾病之前，因為誘發急性胰臟炎而致命，這在青中年群體中很常見。

三酸甘油酯高是隱形殺手？

因為濃度過高的三酸甘油酯，會使血液黏稠度增加，引起胰臟的微循環障礙，再加上胰臟中的脂肪酶作用於三酸甘油酯，釋放出有毒的游離脂肪酸，使胰臟產生毒性作用。這些加在一起，就可能誘發急性胰臟炎，特別是當你大口喝酒、大塊吃肉時。

每次過節、過年，醫院的急診室都會收到這種病人，在大肆吃喝之後肚子疼、嘔吐，又往往被認定是「胃病犯了」，或者「吃太多了」，因為這些人大都為三十至四十歲年紀，平時身體很強壯，容易忽略健康，以上這些都會導致診斷和治療的延誤，有的甚至可能喪命。因為在急性胰臟炎中，有一種壞死性胰臟炎的死亡率高達八十％以上。

胰臟炎是胰臟裡的消化酶被啟動之後，對腹腔裡的自身器官開始「消化」，由此引起的急性發炎症狀。請想想，當這些平時可以把難以消化的食物都輕鬆解決的消化酶，開始消化自己肚子裡的器官組織時，情況會有多嚴重？

目前，醫學界已達成共識：凡是體檢時，空腹抽血三酸甘油酯大於或等於5.56mmol/L，就等於超過了「高三酸甘油酯血症性胰臟炎」警戒線，他們很可能因為一頓暴飲暴食，或者食物過於油膩而引發急性胰臟炎，而有如此數值者，大多是「油膩」的「大肚腩」。

以下症狀，千萬要注意！

因此，如果你是個胖子，而且多次體檢都被告知血脂高，一旦在暴飲暴食，特別是飲酒或極度疲勞之後，位於上腹正中或偏左的腹痛突然發作，且疼痛持續性加重，嚴重似刀割一樣，並向背部、脅部反射，若還有發燒問題，千萬別自我診斷為腸胃炎之類的小病，得趕緊就醫找病因，因為「油膩」很可能把你推到致死率很高的急性胰臟炎面前。

TOPIC 05

男神的髮際線也後移了

先搞清楚是掉髮還是脫髮，再對症治療。

演員吳彥祖近來現身時，髮際線明顯後移了，而他已經不是帥哥脫髮的第一例。之前，遠有「英倫男神」美稱的裘德・洛，近有李亞鵬、金城武，都曾因為脫髮而顏值受損。包括你我等一般人，脫髮也是生活中第一大苦惱。這個不礙吃喝的毛病之所以難治，是因為它和雄激素的分泌有關，男人總不能因為不想脫髮，就讓自己變得不陽剛吧？那麼，有什麼辦法能減少脫髮呢？

掉髮不等於脫髮

首先，不要一掉頭髮就緊張，因為脫髮和掉髮不同。

掉髮是一種生理現象，正常人每天大約會掉五十至一百根頭髮，然後有對應數量的新髮補充，保持總量上基本不變，只不過人們僅能看到掉下來的，不能感知長出來的。

只有一段時間內掉落的頭髮超過新長出的，才屬於脫髮，醫學上稱為「休止期脫髮」，而非雄性禿，這種情況會持續一段時間後停止，頭髮還能再長回原來的水準。

何時會出現「休止期脫髮」？

體重下降過快，如過度減肥的人，或者是大病初癒的人，這與營養失衡有關。再來就是孕產婦，她們多是體內激素水準變化巨大使然。一般是在產後兩個月時大量掉髮，四個月時最嚴重，但在一年之內，又會恢復到產前的水準。又如突然而至的精神壓力，所謂「一夜白頭」不全是文學誇張，在醫學上確實成立。慶幸的是，以上種種的脫髮是可以自癒的。

出現「雄性禿」該怎麼辦？

比較麻煩的是髮際線後移的脫髮，醫學上稱為「雄性禿」。這種脫髮的特點，是前額兩側的頭髮明顯脫落，髮際線因此後退呈「M」形，額頭變高，而且多伴有頭皮油脂分泌增加的情況。

這種脫髮不是因為雄激素分泌太多，而是局部頭皮的毛囊對雄激素的敏感性增加，這個問題如果發生在女性身上比較好辦，可以透過口服避孕藥的辦法對抗雄激素，但因為避孕藥含的是雌激素，男性就麻煩了，所以他們大多會選擇外用藥。

目前最常用的是米諾地爾（Minoxidil），這是美國食品暨藥物管理局唯一批准，用於治療雄性禿的外用藥。除此之外，原本用來抗過敏的西替利嗪（Cetirizine，商品名「勝克敏」），被皮膚科醫師認定有治療雄性禿的效果，它是透過降低發炎細胞浸潤和前列腺素的生成而發揮作用，這就給女性脫髮者帶來福音。

此項研究結果初步證實：一％西替利嗪溶液外用塗抹六個月後，毛髮的直徑和總密度都明顯增加，與其他藥物相比，西替利嗪的外用更加安全。只是目前還處於實驗階段，仍須進一步驗證。

TOPIC 06

中年「油膩」，一杯茶立刻變清爽

三子養親湯，專治痰濕排不出去而導致的痰喘咳嗽。

無論男女，人過中年，「油膩」就開始近身，只不過表現方式不同罷了，如挺著「啤酒肚」的歐吉桑，腰間掛著「游泳圈」的歐巴桑，不一而足。

之所以油膩，首先是錯誤的生活方式所致，主要包括：應酬多、外食多，導致攝取的熱量超標、脂肪代謝紊亂。其次是基因問題，如果原本就有肥胖基因，又恰好處在中年這個好發年紀，不良的進食方式及膳食結構的改變，很快就會使油膩變成現實。

研究顯示，人體的基礎代謝率在過了二十五歲以後，會慢慢下降，平均每十年減少二至五％。這也意味著，在年輕時大魚大肉、暴飲暴食，身體能消耗大量的熱量，不會馬上發胖。但隨著年齡的增加，新陳代謝的速度降低，攝入同等的熱量，能消耗、轉化掉的，遠不如年輕時。這些熱量堆積下來轉化成脂肪，最容易囤積在腰腹部。

怎樣預防和減少油膩呢？

既然如此，預防和減少油膩最好的辦法，就是少吃多動。除了改變生活方式，還有一味中藥可以幫忙，就是萊菔子，亦即蘿蔔子。

中醫有個名方叫「三子養親湯」，由萊菔子、白芥子和紫蘇子組成，針對的是老年人因為代謝能力下降，痰濕排不出去而導致的痰喘咳嗽，最初是一個名醫給他年邁的父親治病用的。而油膩的中年人，已經未老先衰，病理基礎和痰喘的老年人一樣，特別是還有吸菸惡習的人，他們的呼吸道大多存在嚴重的痰濕問題，平常就會咳嗽吐痰，所以適合以「三子養親湯」的組方原則去治療。

三子養親湯

【做法】三子為萊菔子、白芥子和紫蘇子，，每種每天十克，用開水沖泡代茶飲。

如果沒有呼吸道不清爽的問題，只是肥胖油膩，可以單純用萊菔子十至十五克每天代茶飲。這個萊菔子要炒的，因為炒萊菔子入中焦，如果是生萊菔子則側重上焦了。

【功效】去痰濕。

吃蘿蔔的時候也一樣，生蘿蔔適合肺火盛的咳嗽、咽痛，熟蘿蔔適合消化不良導致的胃腸痰濕積滯。

某次我上節目的時候，有個觀眾和我互動，介紹他的經驗。他之前是個胖子，走路都喘，為此提前退休。退休後全力減肥，藉助的就是萊菔子，只不過不是喝「三子養親湯」，而是直接吃蘿蔔。每天晚上都用白煮或者清蒸蘿蔔當飯，只用鮮醬油調味，最多配一碗雜糧粥，再加上晚飯後的走路，很快就瘦成正常人，之前的痰喘也完全消失。

清蒸蘿蔔是道名菜，味道很好，而且它屬於十字花科的植物，除了熱量低、纖維素多，還有很好的防癌作用。

TOPIC 07

能去油膩的維生素

葉酸、維生素B_6、維生素B_{12}各有所長，
團結在一起的維生素B群力量大。

痤瘡（青春痘）嚴重，過了青春期還在長，而且抹什麼、吃什麼都沒有用，這也是油膩的一種表現。此時，可以試試一種維生素，就是備孕女性都在吃的葉酸，亦即維生素B_9。最新的一項研究顯示：葉酸可以改善痘痘的產生基礎。

他們對一百二十四名中度和重度痤瘡患者，以及七十名健康志願者進行檢查，結果發現，無論是男性還是女性的痤瘡患者，他們的血清同半胱胺酸數值，都高於沒長痤瘡的人，而且數值越高，痤瘡就越嚴重，葉酸恰恰是可以降低同半胱胺酸的。

葉酸可幫忙去油膩

同半胱胺酸是動物性蛋白質的代謝產物，通常會迅速轉化成對人體有益的穀胱甘肽和S-腺苷甲硫胺酸。但是，如果這個轉化過程出了問題，如食物中缺乏葉酸、維生素B群，以及有吸菸、酗酒的習慣，或者是疾病，甚至是基因，人體就會累積過多的同半胱胺酸，開始肇事。

據統計，同半胱胺酸的數值升高，會增加包括冠心病、中風、骨質疏鬆、某些癌症、糖尿病、阿茲海默症、憂鬱症、妊娠期高血壓等在內，五十多種疾病的風險。在腦中風的病人中，很多就是因為高血壓合併同半胱氨酸數值過高而發病。所以，有高血壓的病人，在服用降壓藥的同時，如果每天能補充〇・四至〇・八毫克的葉酸會更好。

大家對葉酸的熟悉度，多來自女性備孕和懷孕的初期，因為缺乏葉酸會生下無腦兒，或是新生兒罹患先天性心臟病、泌尿道畸形、唇顎裂、無肛症的風險升高。所以，醫學界建議：從備孕起至孕後三個月，每日應服用〇・四毫克葉酸。

一項研究結果顯示，單獨攝入高劑量的葉酸，可使同半胱胺酸數值下降十七％；單獨攝入維生素B_{12}，可下降十九％；而兩者同時攝入，則達五十七％，若再加上維生素B_6，竟可到達六十％。由此可見，痤瘡患者最好補充維生素B群，因為它包含了不同種類的維生素B。

葉酸及維生素B群的主要來源是綠葉蔬菜、水果、堅果、豆類、瘦肉、動物肝臟和乳製品，難道多吃這些食物不能補充嗎？關鍵的原因是，維生素B群比較嬌氣，在食物儲存和加工過程中容易損失，特別是在中式料理的烹調方式之下，這或許是痤瘡好發的原因之一，因此，各種人群都應該適當補充維生素B群。

維生素B群吃多了會不會中毒？

維生素會中毒，主要是針對脂溶性的，如維生素E，它們比較難從身體裡排出，過量會蓄積在肝臟中，引起中毒。而維生素B群和C是水溶性的，就算吃了太多，也會隨小便排出。所以，美國的麵粉中，維生素B群都是健康添加劑。如果痤瘡嚴重、皮膚很油膩，不妨參照孕婦和高血壓病人的葉酸補充劑量服用，肯定不會有過量的問題。

TOPIC 08

油膩女更容易不孕

治療要在化痰濕的基礎上活血調經。

「油膩」不是男人的特權，女人也會長痤瘡、頭髮易出油，如果這種情況很嚴重，且體形又偏胖，一定要注意有沒有雄激素過量的問題。有一種造成雄激素過度的婦科疾病，是會導致不孕的，就是現在越來越常見的多囊性卵巢症候群，女性五十三%的痤瘡和它有關。

好在這種與不孕相關的痤瘡，還有一個相伴的症狀，可以幫助單純長痘的女性「釐清」自己，就是月經失調。而且這種失調多是幾個月不來，甚至停經，但往往被認為是女孩子發育不成熟，特別是學習壓力大的高中生，因此被忽視。

爲什麼會發生多囊性卵巢症候群？

多囊性卵巢症候群的形成，是由於內分泌調節失常，卵巢內的卵泡不能正常發育、成熟，由此導致其不能排卵，也因此不斷產生不成熟的囊狀卵泡，從而呈現多囊性增大，所以得名。這種疾病好發於二十至三十歲的女性之中，正是在她們想結婚生子的年齡，乃現代女性不孕症的主要原因。

卵巢正常排卵與否，是要受上級指示的，一個是下視丘，一個是腦下垂體。它們協調好之後，就將排卵的指令發給卵巢，即為「下丘腦─垂體─卵巢軸」。但是，這個軸的最高層級是大腦皮質，是產生情緒的地方。因此，情緒緊張、心理壓力大，可以直接影響這個軸，不發或者發出錯誤指示，這就導致了卵泡發育不成熟，因而無法排卵。

這同時也是很多女孩子在高三備戰時，容易月經失調的原因，有的人根本整個高三就不來月經，因為她們壓力太大了，白天用腦過度，晚間睡眠時間又少，不僅會停經幾個月，還會長痤瘡，甚至發胖，更甚者是體毛變多，鼻子下面長「小鬍子」。這些症狀綜合在一起，其實是典型男性化趨勢，如果去抽血化驗，確實會發現雄激素分泌量偏高，再透過超音波檢查，就可能是「多囊性卵巢」了。

對此，中醫早有了論述，金元時期名醫朱丹溪所著《丹溪心法》中就寫過：「若是肥盛婦人，稟受甚厚，恣於酒食之人，經水不調，不能成胎，謂之軀脂滿溢，閉塞子宮，宜行濕燥痰，用……導痰湯之類。」

萬全在《婦人祕科》中也指出：「惟彼肥碩者，脂膏充滿，玄室之戶不開；挾痰者，痰涎凝滯，血海之波不流。故有過期而經始行，或數月而經一行，及為滯為帶，為經閉，為無子之病。」

這種病被認爲是痰濕妨礙了血液的正常運行，導致月經不調及不孕症，治療要在化痰濕的基礎上活血調經。所謂「化痰濕」也就是「去油膩」，即透過藥物或者其他方法來減肥，包括現在的西醫治療，隨著體重的減輕，很多人的月經就逐漸恢復正常。

有多囊性卵巢症候群該怎麼辦？

如果確診，不要一味地拒絕西醫的激素治療，因為正確的補充激素，可以迅速地調整失衡的內分泌，幫助卵泡成熟。畢竟這種疾病，使用激素治療是最直接的。與此同時，可以輔以中藥，但中藥的效果如何，也要透過血液的檢查結果來評估，往往是中西醫結合治療，同時監控激素的變化，才能收到比較理想的效果。

TOPIC 09

避孕藥是油膩女的救星

能調節性激素的避孕藥，正好可從根本上解決長痤瘡的問題。

很多人問我，即便已經三十歲，過了青春期，痤瘡仍舊勢頭不減，而且皮膚、頭髮特別油膩，即使每天洗頭也不見成效，該怎麼辦？

如果從標治療、對症治療，一些外用的中藥，可以減輕痘痘的紅腫，藉助的是清熱解毒的去痘原理。但是，這不能治本，痤瘡之所以發生，歸根究柢是因為性激素分泌失調。所以，如果是女性，就比較幸運，因為有能調節性激素的避孕藥，正好可從根本上解決長痤瘡的問題。

避孕藥竟能治痤瘡？

女性的卵巢也會分泌雄激素，一旦雄激素分泌旺盛，直接結果就是皮脂分泌過多，同時毛囊角化過度，這些給微生物提供了生存機會，痤瘡因此產生或者加重，直至出現發炎、膿包、結節和膿腫的情況。為避免這種情形，就要抑制過多的雄激素分泌，而這也正是女性避孕藥的原理。

現在最常用的，是短效的口服避孕藥，它含的是女性激素，能減少雄激素分泌，而且還可以拮抗。尤其是含有抗雄激素作用的醋酸環丙孕酮等避孕藥，如Diane-35（商品名「黛麗安」），它在避孕的同時，可以減少卵巢產生的雄激素，並且主動與皮膚中的雄激素受體結合，等於和它爭搶地盤，由此抑制雄激素對皮膚發揮作用，從而達到治療痤瘡、改善皮膚狀況的目的，尤其是針對重症。

它是市場上，唯一具有治療雄激素過多性疾病效果的短效口服避孕藥，我認識的一些婦科醫生，自己就用這種藥物，除了避孕，還能美容。她們的體會是，一般在服藥三個多月後，皮膚會變得清爽、光潔、細膩，痤瘡明顯減少，以前留下的痘疤也淡了。

短效口服避孕藥會影響生育嗎？

事實上，現在的短效口服避孕藥，已經在劑量及配伍方面進行過多次調整、改進，雌激素劑量大幅下降，並選用第三代孕酮，停藥後可馬上受孕，對生育和胎兒均無任何不良影響。

非但如此，已經有研究證明：短效口服避孕藥能保護卵巢。與未服藥者相比，服藥四年者罹患卵巢癌的風險能降低三十%；服藥五至十一年，能減少六十%；服藥十二年以上，更達八十%。同時，服藥兩年者，罹患子宮內膜癌的風險，要比未服藥者低四十%；服藥四年以上，則低六十%，甚至對月經過多、經前期緊張的狀況也有治療作用。

這些效果，是由避孕藥的作用機理決定的。女性懷孕之後，卵巢就要通知大腦。為了保證懷孕的順暢，卵巢也就受到上級的指令，就此停止排卵。因此，在懷孕的九個月中，女人是不來月經、不排卵的，這也是為什麼孩子多的女性，卵巢癌的發病率會降低，因為她們的卵巢不斷地有休息時間，只要不排卵，就少了損傷，沒有損傷也就沒有修復時可能出現的錯誤，後者是卵巢癌的誘因。

服用避孕藥之後，身體裡會模擬出懷孕的效果，卵巢因此接受不排卵的指令，在這段時間裡，卵巢「放假」了，也就減少排卵對其的損傷，由此降低卵巢癌發生的可能性。

TOPIC 10

油膩男或濕胖女，請自製「蘿蔔糖」

蘿蔔糖能緩解感冒症狀，長期食用可去除油膩。

「冬吃蘿蔔夏吃薑」是中醫的講究。冬天之所以要多吃蘿蔔，是因為人們的飲食相對厚重、油膩、熱量高，胃腸的消化負擔比其他季節都重，很容易積滯而生痰化濕，包括皮膚的痤瘡。從這個角度說，蘿蔔是「去汙」的好幫手，無論春夏秋冬，它的價值都不在人參之下。

蘿蔔生吃熟食皆能發揮所長

蘿蔔生食，作用在上焦，也就是呼吸系統。因為天氣乾燥導致的呼吸道感染、喉嚨痛、乾咳、口乾、大便乾等明顯的熱症，只要生吃蘿蔔，或用蘿蔔和芹菜（或梨）一起打汁，稍微加點冰糖調味更好，一來喉嚨痛可以明顯緩解，二來豐富的纖維素也能促進排便。因為中醫講「肺與大腸相表裡」，無論是透過藥物還是食物的通便，都有釜底抽薪般清肺熱、去上焦火的效果。

蘿蔔熟吃，重在中焦，主要是針對吃多了、吃得太油而導致的氣脹、食積、痰多，也就是消食去痰（等同去油膩）。身體好、脾胃強健的人，適合生吃蘿蔔；如果脾胃虛寒，那麼最好是熟食。

若本身就是個油膩的吃貨，不妨在家裡做個「蘿蔔糖」，好吃而且能緩解感冒症狀，長期食用可去除油膩。

蜂蜜蘿蔔

【做法】蘿蔔洗淨後切成小塊，加入適量的蜂蜜醃漬，等蘿蔔在蜂

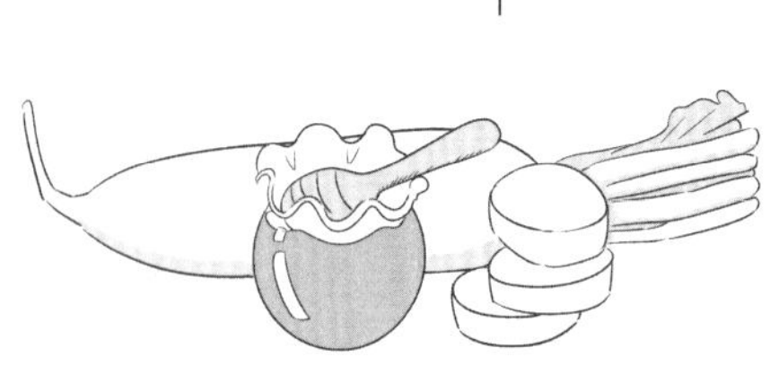

蜜中浮起後，就可以撈出食用了。

【功效】每次喉嚨疼痛的時候吃上一點，情況會得到一定的緩解。

冰糖蘿蔔

【做法】蘿蔔洗淨，在上部三分之一處橫切一刀，用湯匙將下部中心挖空，留一公分左右的邊。在空洞中放入冰糖，然後用上部蓋好，周邊用牙籤固定，放入密封罐，拿到冰箱裡保存，五至六天後取出，打開蘿蔔，裡面的冰糖已成濃汁。

【功效】這種甜甜的蘿蔔汁有很好的清肺、止咳、利咽效果。

注意！能去油膩的蘿蔔一定是稍微有些辣味的，絕對不是胡蘿蔔，因為胡蘿蔔（與蘿蔔不同科）沒有萊菔子的功效。

TOPIC 11

油膩男宜常喝蘇打水

蘇打水可以促使過高的尿酸排出去。

有人留言問我：痛風是尿酸多，那是不是喝蘇打水就能治痛風？

是的，蘇打水確實可以抑制痛風，但最好自己調配，那些市面上賣的蘇打水可能幫倒忙！

吃太好會痛風？

痛風在過去被稱為「宮廷病」，因其首見於歐洲的宮廷。當時的宮廷生活奢靡，海鮮、肉、奶吃得太多，人們在肥胖的同時，高蛋白使血液中的尿酸異常升高，由此導致痛風。隨著東方人的飲食逐漸西化甚至宮廷化，肥胖者繼而增加，「痛風」也開始好發。

正常情況下，人的血液中都有一些尿酸，如果超過一定的濃度，就不容易溶解，只能析出了。尿酸的結晶會沉澱在組織中，特別是關節附近，因為那裡比較疏鬆，這個時候就會引起疼痛。

有的人睡了一覺起來，發現大腳趾又紅又腫，很疼，卻怎麼也想不起來何時扭傷過。如果你還是個胖子，為此去看病的話，最好不要去骨科而應該去內科，這不是扭傷的問題，有可能是痛風。很多人在確診痛風之後，回想起發病之前的宵夜，吃的是海鮮，喝的是啤酒，就是這些高普林食物，引發尿酸結石沉積的結果。

尿酸是普林代謝的終端產物，特別是帶殼的海鮮，如生蠔、貝類，普林值是最高的，啤酒也是；這兩個宵夜的「絕配」，簡直就是專門為誘發痛風而來的。

既然叫尿酸，就要經腎臟排泄，所以「痛風」嚴重時，也會在腎臟形成尿酸結石。而增加排尿和鹼化尿液的方法，是可以促使過高的尿酸排出去的，而小蘇打就有鹼化尿液的作用。

如何調配治療痛風的蘇打水？

所以，痛風病人除了吃藥，還可以藉助蘇打水來輔助治療，只不過這個蘇打水不能在超市購買，因為它們遠沒有達到能鹼化尿液的標準，甚至很多蘇打水不一定是鹼性的。而醫院治療痛風，常用碳酸氫鈉作為鹼化尿液的藥物，這就是我們家裡蒸饅頭用的小蘇打。

自製蘇打水

【做法】請參照醫院的治療劑量，一般是一克小蘇打沖一百五十至兩百毫升的水。

【用法】痛風病人本身就需要多喝水，這樣每天喝三次。

【功效】可以幫助治療痛風的藥物發揮作用。

如何預防痛風的發生？

對痛風病人來說，喝蘇打水只是無奈之舉，要想避免發生和發作，控制飲食很關鍵。蔬菜、水果、牛奶等消化吸收後，鉀、鈉、鈣、鎂等呈鹼性的元素比較多，屬於我們常說的「鹼性食物」，可以促進尿酸排泄，因此要多吃；而全穀類、魚、肉、蛋在消化、代謝以後，硫、磷、氮、氯等酸性元素產出較多，屬於「酸性食物」，不利於尿酸排出，應該在痛風病人的忌口之列。

TOPIC 12

身體有濕，爲什麼皮膚反而乾燥？

無感蒸發越旺盛，皮膚就越濕潤。

濕胖的人，是身體裡多了水，但這個水不往皮膚去。濕胖女人的皮膚，可能還不如那些乾瘦的男性呢！為什麼？因為她們的皮膚乾燥和身體的濕胖系出同門，而男人的乾瘦和皮膚濕潤，也是一樣的道理。

身體機能，包括皮膚的各種功能和狀態，全有賴於含水量。但是，皮膚是不可能從外界吸收水的，包括被寄予厚望、抹在臉上的「精華露」。你想想，如果從外局部補水就能解決皮膚的乾燥問題，那游泳、洗澡出來，不就泡發了？皮膚這個身體最大的器官，首要的功能是阻絕異物，而不是吸收異物。

所以，外部的補水，無論是噴噴霧還是拍精華露，也只是使皮膚處於相對濕潤的人為小環境中。就像在乾燥氣候中，身處於一個幾平方公尺的熱帶雨林裡，那些水中的營養，基本上是不可能被皮膚吸收的，因為只有脂溶性的物質，才可能穿透皮膚。

面膜能否改善乾燥？

之前某女演員曾說，她每年要用掉七百多張面膜，以此解釋她能保持美貌的原因。細算一下，每天不到兩張，其實並不多。

因為面膜保濕的時間，最多不過三十分鐘，撕下來之後，皮膚很快就和周圍的濕度持平了。打個比方，面膜補水，就是在角質層上做文章；角質層屬於皮膚最外層，細胞屍體堆積如山，它們就像曬乾的木耳，而敷面膜就是把這些乾木耳泡發。泡發時，木耳因為含水而脹大滋潤，同理，「泡發」的皮膚也會顯得濕潤飽滿。但是，等這些水再次蒸發，木耳又回到原來的乾癟樣子，皮膚也被打回原形。除非一直敷著面膜，但這怎麼可能呢？

皮膚中的水從哪來？

皮膚是靠體內蒸發出來的水濡養的，因為我們身體的七十％都是水。這在醫學上稱為「無感蒸發」，前面已經提到多次了。**所謂無感，就是人即便在不出汗、不感覺到發熱的時候，熱量也會從皮膚透發出來，水分也就隨之而出，在這個蒸發的過程中，皮膚就做了一次從內而外的徹底保濕**。所以，無感蒸發越旺盛，皮膚就越濕潤。

誰決定無感蒸發的強弱？

就是我們常說的火力，也就是西醫說的身體代謝率。這也是為什麼很多男性從來不抹護膚品，甚至臉都不認真洗，但皮膚反而比保養精細的女人要好。就是因為他們的身體壯、火力旺、代謝率高、無感蒸發充足，所以皮膚能經常自我保濕。

人之所以會濕胖，是因為水沒有被妥善蒸發、利用，且停留在不該停留的地方，癥結就是火力弱、代謝率低。長久以往，無感蒸發自然差，皮膚缺少由內而外的水分濡養勢必乾燥，這樣的人身體裡雖然不缺水，但奇缺用水的能力，所以皮膚乾燥是不言可喻的。

兩招提高身體的用水能力

一是增加運動量。每天至少運動四十分鐘，此時會增加水分蒸發，皮膚可以藉機享受一次由內而外的保濕護養，這比躺在美容床上被動保濕的價值大得多。

二是適當地溫補脾氣，以提高身體的代謝率。之前提到的健脾利濕藥，都有幫皮膚保濕的作用，因為濕胖和皮膚乾燥雖然問題各異，但都是由於身體不會用水所致。補了脾，水才能供應到位。

TOPIC 13

銀耳、桃膠、皂角子不含膠原蛋白，無法潤膚

任何植物都不可能含膽固醇，也根本就沒有膠原蛋白。

很多人為了養顏吃桃膠和皂角子（雪蓮子）。聽到這種說法時，我的第一個反應是：這些東西能吃嗎？

桃膠就是桃樹上分泌的膠，小時候只在黏蜻蜓時用到它；至於皂角子，皂角是做肥皂的，吃了它的果實不會吐出泡泡嗎？據吃過的人說，它們燉煮之後有黏膩的質感，因此被告知這就是能抗皺的「植物膠原蛋白」。我只能說別鬧了，因為任何植物都不可能含膽固醇，也根本就沒有膠原蛋白！所有的膠原蛋白皆來自於動物。

膠原蛋白是含在動物的皮、骨中一種蛋白質，無論桃膠、皂角子還是銀耳，別說膠原

蛋白了，它們的蛋白質含量都微乎其微，那種煮熟後黏黏糊糊的東西，其實就是多糖，屬於碳水化合物的一種。

這種東西加在食品中，可以代替明膠，如果優酪乳加了它，會變得更濃稠，賣相更好，因此，它們最多算是一種增稠劑，但因來自植物，所以被稱為「植物明膠」。商人再將「植物」和「膠原蛋白」這兩個最討喜的概念融合在一起，就成了「植物膠原蛋白」。但是再討喜，也只是一種來自植物的食品添加劑，和皮膚中的膠原蛋白沒半點關係。

如果一定要說植物性食物對皮膚有作用，也只是因為含有維生素C，因為在膠原蛋白的合成中，維生素C是不可少的，而植物性食物正是維生素C的主要來源，含量最高為蔬菜。桃膠、皂角子和銀耳，本身的維生素C含量就不多，再經過加工製作，更是所剩無幾，它們的美容效果，其實是人們根據其黏膩質感想像出來的。

TOPIC 14

你有雙下巴嗎？

溫性的健脾利濕藥，
才是根本的皮膚緊緻劑，也才能去掉雙下巴。

濕胖的人還有一個特點，那就是有雙下巴。

雙下巴就是從下巴到頸部之間的皮膚垂下來造成的。其中有胖的原因，但更多的人不是因為胖，而是不緊緻。如果是年過三十的女性，絕對不能指望減肥或者局部拉提來解決問題，而是要去醫院檢查，是不是已經罹患疾病——它讓你不僅有雙下巴，而且上眼皮也會變得又重又厚，這在醫學上稱為「甲狀腺機能低下」。

統計顯示，在四十歲以上的女性中，有十分之一會遇到甲狀腺機能低下的困擾；除了這些人，還有一部分處於前期，也就是她們會在未來幾年中，正式步入甲狀腺機能低下的行列，會有不同程度的雙下巴。換句話說，四十歲以上或者年輕一點的女性，每十個人中，至少有一個的容貌臃腫是此項疾病使然。

雙下巴到底是怎麼形成的？

之所以有雙下巴，除了皮膚彈性不足以抵抗地心引力，還因為局部組織的含水量增加了、變重了。為什麼好端端的會增加呢？這就是甲狀腺機能低下的結果。簡單講，就是它導致身體的代謝率和水的蒸發速度降低，未及時蒸發的水留在組織裡，這在中醫稱為「濕」，西醫則是「黏液性水腫」，這種水腫是甲狀腺機能低下特有的。

我們身體裡有一種物質叫黏多糖，它是構成細胞間結締組織的主要成分。還有一種罕見的遺傳性疾病，為黏多糖蓄積造成的「黏多糖症」。因為黏多糖太多影響代謝，這類病患的面容都會發生變化，不僅長得醜，而且往往在青少年時期，就會因為併發疾病而死亡。

甲狀腺機能低下的黏液性水腫，問題也出在黏多糖上，但程度沒有那麼嚴重。黏多糖有很強的吸濕性，能結合其自身體積一千倍的水分。甲狀腺機能低下時，這些黏多糖異常積聚，也吸收大量水分，兩者加總在一起，就形成了黏液，好像是燉爛的銀耳般。由此導致了水腫，特別是下垂部位，如下巴和下肢。

因為有黏多糖的支撐，所以它不像腎炎引起的水腫，可以明顯地按出凹陷來，這個特點在人的下巴上出現，就形成雙下巴。

同樣的，黏液性水腫還可能出現在眼皮上，造成眼皮像腫了一樣變厚。腎炎水腫導致的腫脹眼皮可以透過消腫而消失，但黏液性水腫變厚的眼皮很難消掉，因為水分被黏多糖結合了。

要去除這樣的毛病，只有改變病因，也就是增加甲狀腺的功能。西醫會經由補充甲狀腺素來治療，而中醫就會利用健脾祛濕的辦法提高代謝率，包括已經有雙下巴但還沒確診為甲狀腺機能低下的人，這些人要用溫性的健脾藥來溫化濕氣。就像把濕衣服變乾，要嘛日曬、要嘛烘乾，總之都必須加熱。從這個角度來說，**溫性的健脾利濕藥，才是根本的皮膚緊緻劑，也才能去掉雙下巴。**

TOPIC 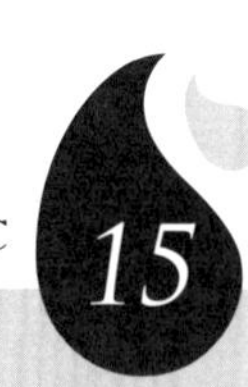

糖吃太多，皮膚會早生皺紋

澱粉類，特別是精米白麵，如果總是用它們做主食，肯定會加重皺紋並加速皮膚老化。

女人喜歡吃零嘴，甜食尤其討喜。這很難改變，因為人對甜味的喜好是基因使然。糖是最能直接補充能量的，人類在進化過程中，能量是生存必需，與能量同在的糖，就這樣被基因接受為能救命，也是捨不掉的味道。

攝入過多的糖會有什麼後果？

糖的確是生命之必需，但過猶不及。英國《每日郵報》報導過一項研究，著名的抗衰老專家發現，經常吃甜食不僅會增加腰圍，還會導致人體的過早老化和皮膚損傷。

因為體內的糖過多，會導致葡萄糖分子，與皮膚膠原蛋白中的蛋白質黏合起來，形成「糖化終產物」（advanced glycation end products, AGEs），而這一物質會讓皮膚中的彈性纖維變得僵硬，由此形成皺紋和斑點，在人過了三十五歲之後，發展尤為迅速。

細胞的老化還牽扯到一個「端粒」的概念。端粒是在染色體末端發現的結構，其作為保護帽，防止染色體惡化或融合在一起，但隨著年齡的增長，端粒自然縮短，細胞由此開始老化並產生功能障礙。如果糖吃過多，會加速端粒縮短，使細胞未老先衰。

一項針對五千三百零九位成年人的研究表明，定期飲用含糖飲料，會縮短端粒長度，引起細胞的過早老化。

所謂糖，還包括哪些？

需要注意的是，這個糖，不單指有甜味的糖果，還包括澱粉類，特別是精米白麵，如果總是用它們做主食，肯定會加重皺紋並加速皮膚老化，這也許正是現代人雖然早就過了青春期，但還長青春痘的原因。

精米白麵雖然口感很好，但在醫學上卻稱其為壞的碳水化合物。因為糧食作物經過精細加工後，留下的只有高純度的碳水化合物，吃進去就分解為糖。

還有零食中的糖果、蘇打餅乾、蛋糕、麵包以及麵條之類，它們都被稱為「白色食品」，因為經過精製，雜質很少，顏色多是雪白的，都是容易吸收的高糖，屬於「血糖風暴」的製造者。就算是個沒有糖尿病的健康人，如果每日三餐都接受這種風暴的洗禮，離糖尿病的距離就會越來越近，同時還有毀容的風險。

《黃帝內經》在給所有食物排序時，是這樣的：「五穀為養，五果為助，五畜為益，五菜為充。」糧食作物排在第一位，但此五穀非彼五穀！當時的五穀，是沒有經過精細加工的，不僅保存了外皮含有的維生素和礦物質，還有豐富的纖維素，那才是真正具有優勢的全穀類。

隨著食品加工業的發展，精細程度提高的代價就是維生素、礦物質以及纖維素的喪失，我們可以更加便利地吃進大量的糖，在糖尿病好發、肥胖者增加的同時，皮膚也有了問題。

想避免這個麻煩很簡單，就是儘量吃全穀類。如果是米飯，最好在其中添加豆類或者麥片，比例為三比一，這樣不僅可以減緩血糖的升高速度，還減少皮膚膠原蛋白因為糖化而衰老的可能。

TOPIC 16

不甜的零食照樣毀容、長胖

增加體重的不僅是糖，還有其中的熱量。

大家都知道吃零食會長胖，所以在挑選時，會特意選擇不甜的。事實上，能增加體重的不僅是糖，還有其中的熱量。

✕ 肉乾、肉脯

肉乾被認為是高蛋白的代表，但一塊肉要變成肉乾需要複雜的醃製程序，在這個過程中放的佐料、烘烤刷的醬汁，都少不了糖。蛋白質和糖的熱量加在一起，完全可以讓你長胖。

✕ 洋芋片之類的膨發食品

洋芋片、蝦餅、雪餅、仙貝等膨發零食，雖然很多是不甜的，而且非油炸，但能膨發的東西大多富含澱粉，吃進肚子裡都會變成糖，吃多了照樣長胖。

✕ 「零脂肪」乳酸菌飲料

有一些標榜「零脂肪」的乳酸菌飲料，雖然沒有脂肪，糖卻不少，否則你絕對不會買，因為口感太差了。喝這樣一瓶味道不錯的乳酸菌飲料，含糖量非常驚人。

姑且不論其中的乳酸菌是否存活，因為只要離開冷藏保存，它們就很容易死亡，但這瓶飲料中的糖，你絕對是一點都沒浪費掉全喝進去了。

✕ 即溶咖啡

即溶咖啡大多是三合一，也就是咖啡＋奶精＋糖。抽空品味一杯香醇濃厚的咖啡，不知不覺中也喝進一堆糖，再加上奶精的熱量，後果可想而知。如果喜歡喝咖啡，建議喝黑咖啡，就算加糖也要自己來，這樣才能「瞎子吃湯圓」——心裡有數。

✕ 山楂片、話梅、番茄醬

山楂片、話梅、番茄醬都是酸的，但只要是你能夠接受的酸，一定是加了大量的糖，因為糖本身有抑制細菌生長、防止變質的作用，也算是食品中的另一種添加劑。在享受這些酸味的同時，並沒有少吃糖。

TOPIC 

鮮榨果汁、濃縮果汁都不能養顏

在喝果汁的同時，邪惡的魔鬼正悄悄地糖化皮膚。

某位男演員的媽媽，去年在一檔節目上亮相，談及對兒子的照顧，她說每天早上四點，就會起來幫兒子熬梨湯。一邊是舐犢情深的慈母，一邊是明顯發胖的男演員，很多人把罪歸責到那一碗梨湯上。

梨湯可能是因為加多了糖而讓人發胖，那鮮榨的果汁呢？可以肯定地說，一旦水果變成果汁，不管是熬的還是鮮榨的，都比吃水果更容易發胖！因為在暢飲果汁的過程中，會忘了水果本身的熱量並不低，而且，還是好幾顆才能擠出一杯果汁。

一百克蘋果有五十二卡，一百克香蕉有九十一卡，一百克米飯有一百一十六卡，如果是為了減肥，把米飯換成香蕉，熱量其實沒有減多少，換成蘋果會好一些，但是榨成蘋果汁，很可能就超標了。因為一個兩百克重的蘋果，最多只能榨半杯果汁，如果每天要喝一杯，就需要五百公克左右的蘋果，也就是兩百公克米飯的熱量。減肥的人是不可能輕易讓自己吃下那麼多米飯的，啃兩至三顆蘋果也會有明顯的飽腹感，但一杯果汁喝下去沒什麼感覺，肥胖就這樣發生了。

就是這個原因，專家都會建議蔬菜的攝取量要比水果多一些。一是水果的熱量遠比蔬菜高，二是如果把水果榨成果汁，再濾掉渣滓，纖維素損失了，維生素C氧化了，剩下最多的就是糖。

假使一定要喝鮮榨果汁，最好是蔬果汁，增加蔬菜的量以降低熱量，而且榨汁的殘渣也要一起喝掉，這樣才能保證纖維素的攝入，而豐富的纖維素可以抑制糖分的吸收，減少發胖的可能。例如梨或者蘋果，可以和芹菜搭配，既不影響果香，還有通便的效果。

除了鮮榨果汁，很多人還會到超市購買含有「濃縮果汁」的飲料，他們覺得濃縮果汁就是水果原汁。事實上，雖然來自水果，但經過加工濃縮的環節，果汁中只剩下糖，而和水果相關的纖維素、維生素已經喪失殆盡。可以說，濃縮果汁只不過是藉水果之名上市的含糖飲料，內容物和糖水無異，比鮮榨果汁更能讓人發胖。

遺憾的是，很多女人懶得吃水果，卻喜歡喝果汁，因為她們覺得果汁最天然、最健康，殊不知，在喝果汁的同時，邪惡的魔鬼正悄悄地糖化她們的皮膚。

TOPIC 18

饅頭比米飯更容易發胖

最好的辦法是兩者互相搭配，經常調換著吃才是正確的。

據最新的肥胖發生率統計，北方人（吃饅頭）比南方人（吃米飯）容易發胖！這其中既有南方天氣熱、代謝快、消耗大的原因，且北方人吃饅頭比米飯多，也是肥胖的凶手之一。

吃饅頭真的比吃米飯容易發胖嗎？

每一百克饅頭的熱量是兩百三十三卡，而每一百克米飯的熱量是一百一十六卡，因為米飯含水量比饅頭多。同樣重量的麵粉和米，蒸熟後，米飯更顯多，相對來說吃的就少一點，這是米飯的熱量低於饅頭的原因。

但是，從營養價值上看，饅頭卻大於米飯。因此，無論是從減肥還是營養均衡的角度來說，最好的辦法是兩者互相搭配，經常調換著吃才是正確的。更重要的是，不管饅頭還是米飯，最好都摻點其他東西，不要常吃精米白麵。

可以在煮飯時加一把麥片，做饅頭時和一點其他雜糧。一來補充精細加工損失的纖維素、維生素和礦物質；二來，粗纖維多了之後，米飯和饅頭體積會增大，無形中就可以少吃。

如果每天都能少吃一點，不失為一種持之以恆的減肥辦法。

TOPIC 19

吃素能減肥，這是誰說的？

植物油還是油，是脂肪的來源，熱量最高。

為了健康，很多人吃素，他們覺得素食就不容易血脂高和發胖，事實上，素食並不意味著熱量低。坊間很多這類的食材，為了增加口感，烹調時經常「下重手」，多放一些油，不知不覺中，反倒踏入慢性病的陷阱。

植物油比動物油健康？

植物油大多含有不飽和脂肪酸，這是其優於動物油之處，但即便如此，植物油還是油，在人類必需的三大營養素——蛋白質、澱粉、脂肪中，是脂肪的來源，也就是油的熱量是最高的。

讓人發胖，得糖尿病、高血脂、冠心病的關鍵，不是某種單一的元素，而是總熱量。只要每天攝取的熱量超標，不管它來自哪裡，都會是罹患各種慢性病的元凶。所以，包括糖尿病患在內，他們要注意的不是糖，而是總熱量。在對熱量的貢獻中，各類脂肪，不管是植物油還是動物油，都是首屈一指的。

吃素的人知道堅果的好處，可以補充不飽和脂肪酸和各種礦物質，但堅果的含油量很高。所以，再怎麼愛吃，也要有量的限制，否則，即便把所有的肉食都戒掉，僅僅靠吃堅果，仍然會變成大胖子。

營養學家的建議是，每人每天適合吃的堅果量，就是一個巴掌能抓住的分量，手掌小的人抓得少，就該吃得少，因為你的身體只能消耗這麼多的熱量，如果你按姚明的手抓量來吃，肯定會超標。

TOPIC 20

「糖尿病餐」就是最好的養顏飲食

糖尿病患的胰臟無法發揮正常功能，所以必須按時按量吃一日三餐。

《黃帝內經》中說：「肥人血濁」，「血濁」即是痰瘀交阻之意。《靈樞》中說：「此肥人也，廣肩腋，項肉薄，厚皮而黑色，唇臨臨然，其血黑以濁，其氣澀以遲。」這兩部中醫經典，已經清晰地描繪出肥胖者的樣貌特點：不清爽。這種肥胖更像是「濕胖」。

從現代醫學「血液流變學」的指標來看，這種人的血液，處於「濃、黏、聚、凝」的狀態，既是糖尿病、冠心病、腦中風等慢性病好發的原因，同時也是「油膩」的病理基礎。要想改變這種「油膩」，不能僅僅靠吃藥，生活方式和飲食習慣的改變也很重要。為此，特別值得推薦的不是什麼「地中海飲食」，也非新型代餐，而是「糖尿病餐」。

「糖尿病餐」是否適合一般人？

一說到「糖尿病餐」，人們都覺得是糖尿病患專屬的，因為沒辦法，只能忍著吃，其實不然。糖尿病患的飲食和正常人一樣，只是需要更健康些，亦即同比例縮小而已。現代人的熱量攝入普遍偏高，如果每個健康人都能執行糖尿病患的飲食，就可以避免糖尿病及和它有關的其他疾病發生。因為飲食中含糖低，還可以避免濕邪內阻，去除濕胖的成因。

「糖尿病餐」的標準是什麼？

「糖尿病餐」每天需要兩百五十至四百克的主食，而且要平均到每頓飯上。如果是健康人，可能早上不吃飯，中午飽餐一頓，晚上又嗑個羊肉火鍋，但只要在一周之內素上幾天，找到平衡，一般沒有什麼後果。但糖尿病患就不可以，因為他們的胰臟無法發揮正常功能，所以必須按時按量吃一日三餐。

雖然肉類不會直接升高血糖，但會催升血脂、增加體重，同樣會影響糖尿病。所以每天以攝入五十克肉、三十克魚、一個雞蛋、一杯牛奶、兩百克水果、五百克或以上的蔬菜爲度，食用油則控制在十五至三十克左右的量。

能達到這個標準的三餐，肯定是很清淡的，這不僅合乎糖尿病患的飲食要求，也適合一般人。如果一個肥胖的糖尿病患，按照這樣的飲食量吃上一個月之後，再看看體重，假如減少了，說明分量合適，如果增加了，還要再減少分量。

長期吃「糖尿病餐」有什麼好處？

糖尿病是心腦血管疾病甚至癌症的根源，可說是「萬病之源」，對它控制得當就等於延緩了大多數慢性病。如果從四十歲開始，就能像糖尿病飲食一樣要求自己的一日三餐，雖然委屈了點，但可以保證後半輩子的健康，還是很值得的。

而且這樣吃的人，皮膚也會好很多，因為降低了皮膚膠原蛋白糖化的風險；還因為脂肪含量也低，所以不會因為「原料」過多而在合成雄激素時失調，後者是「油膩」的關鍵。

很多人去韓國回來，都說韓國人的皮膚很好，除了她們的化妝技術高明，還因為韓式料理的油少。像「石鍋拌飯」這樣的經典菜色，主要是蔬菜和雞蛋，最多有一兩片牛肉，是很少油的，比中菜更接近「糖尿病餐」。我認識幾個嫁到韓國的女孩，剛去的時候非常不適應當地飲食的素淡，經常被餓得半夜起來加餐，但她們同時都承認，這種沒油的飯菜，確實讓她們的皮膚細嫩了很多。

第五章

不補脾的去濕，效果不彰

中醫去濕一定要以健脾為基礎。

TOPIC 01

去濕中藥不宜單用、長用

去濕藥物要配合健脾藥物，
且不能長期服用，否則會傷肝。

和上火就吃去火藥一樣，一般人是「嫉濕如仇」的，為了去濕捨得對自己下重手，各種偏方不斷嘗試。之前，我就聽過一個用土茯苓煮水喝來去濕的例子。這個人有濕疹，一直治不好，聽說土茯苓去濕，又覺得可能和健脾的茯苓沾上邊，於是就自作聰明，用土茯苓熬水飲用來治療。

首先，他是不是真的有濕疹還很難說，畢竟他不是醫生。其次，就算是濕疹，原因也各不相同，有的起因是過敏，之所以難癒，是因為引起過敏的病因始終沒有去除。

濕疹難癒的另一個原因是會癢，人們總喜歡東抓西撓，每次只要抓破皮，剛要開始的癒合就結束了。因此，要想治癒它，就儘量不要抓撓，實在癢得難忍，透過拍打來止癢會比抓撓的損傷要小。

也就是說，對濕疹的治療方法並非只有去濕這一途，而用偏方去濕，就更要慎重。**尤其是土茯苓，和能健脾的茯苓沒有任何關係，雖然也能去濕，但是性質苦寒，最安全的用法是煎湯外洗；如果想要喝，也要配合健脾的藥物，不能長期服用，否則會傷肝。**

明代名醫張景岳，人稱「張熟地」，因為特別善於用熟地治病。他曾經救活一眾在災年中誤將土茯苓當作茯苓的人；這些人因為大量食用土茯苓而腹脹水腫，幾乎性命不保。現在推測，應該就是肝損傷，所以才必須用熟地這類重量級的補陰藥，彌補身體的虧空。

苦寒的去濕藥得謹慎使用

去濕藥多是苦寒的，因為「苦能燥濕」。但是，味道特別苦的藥，如龍膽草、苦參，雖然可以燥濕去濕，卻很少單用，因為它們會傷脾氣，這一點要從苦味的形成上說起。

人類的味覺，是在不斷接觸食物的過程中逐漸進化而成的。最初，人們吃到有毒的東西，因此生病甚至危及生命，之後身體就對這類食物有了不好的記憶，再吃到的時候就會拒絕。這種被身體拒絕的味道就是苦味，人類透過記憶來避免中毒，以此實現自我保護。

相對而言，能讓我們樂於入口的，大多對身體有利，例如糖，因為糖是能量的來源，對最初的人類來說，能量是生存的必需，所以甜味就受到最大程度的歡迎。

中藥雖然大部分都是苦的，其中卻會回甘，就像喝茶，最開始苦，越喝舌尖越能嘗到甘甜；很多補藥就是這樣，如人參、黃耆，它的味道是可以讓身體愉快的，這和其藥性對身體的助益是一致的。

如果是單純的苦，毫無回甘，大多是簡單的驅邪藥，對身體毫無補益，就算能治病，也要「中病即止」，見好就收，否則難免對身體產生損害。這在西醫裡就是藥物的副作用，在中醫則是所謂的「折傷陽氣」，苦寒的土茯苓就是這樣傷人的。

中藥分上、中、下三品，其中「上品養命」，意思是上品藥是可保健和養護身體的，它們無毒，多服、久服不傷人。比如那些進入「藥食同源」目錄的茯苓、山藥、枸杞等等，都在上品之列。

但是，**「上品」中沒有苦寒的去濕藥，這就表明，去濕藥需有補益藥物配合，最好不單獨用，也不能長期吃。這和中醫去濕一定要以健脾爲基礎，是同一個道理。**

TOPIC 02

抗生素用少了，孩子的感染卻好了？

只要自癒力夠強大，藥物就可以少用，甚至不用。

細菌感染時，就要用抗生素來消炎，而且按照治療規範，抗生素要吃足夠量、足夠時間，否則殘存的細菌會捲土重來，症狀會復發或加重。

但是，有兩件事無法解釋：一件是二十世紀六〇年代的中國，因為衛生條件不好，很多孩子得了桿菌性痢疾，這種病的死亡率很高，唯一的辦法就是用全量的抗生素來消滅細菌。當時上海的一位兒科教授，卻只用了六分之一的劑量，就使桿菌性痢疾的死亡率降低了二十%。抗生素用少了，治癒率為什麼提高了？

教授的解釋是：全量的抗生素會殺死大量細菌，但是細菌死後，會崩解出一種叫作「類毒素」的東西，容易引起身體的巨大反應，如高燒、休克以及敗血症，這些是患者死亡的主因。用六分之一的劑量，是避免引起傷身的「軒然大波」。但不足量的藥物是無法徹底消殺細菌的，那麼，那些殘存的細菌到哪去了？是誰把它們處理掉？

另一件事同樣奇怪。

一九〇四年，德國有位科學家針對當時的「錐蟲病」，開發出一種叫作「錐蟲紅」的藥物，於做實驗的同時，發現一個有趣的現象：「錐蟲紅」在試管裡殺滅錐蟲時，必須用到全量，但在得了「錐蟲病」的動物身上，只需要六分之一劑量即可治癒。還是同樣的問題，那些沒被藥物殺死的錐蟲，為什麼不再造成傷害了？

答案很簡單：因為身體有自癒能力。只要自癒力夠強大，藥物就可以少用，甚至不用。

類似的情形，我在網路文章多次提過：一個中醫藥大學畢業的醫生，在西醫的耳鼻喉科任職，每天都會收治很多扁桃腺感染的病人，他們幾乎每個月都會發炎甚至化膿一次，抗生素的劑量越用越大，效果反而越來越差。這些病人除了喉嚨痛，還有明顯的怕冷、疲勞症狀，是典型的脾氣虛。

但她所在的西醫門診沒有中藥可用，只好用自己唯一能找到的「補藥」：主成分是腺苷三磷酸（ATP）的能量補充劑，可提供細胞直接能量來源。結果，用了能量補充劑的病人，抗生素的使用劑量減少，治療時間縮短，效果反倒好了起來。

這三個例子表明同一個問題：治病，歸根究柢就是要靠人體自身的免疫力，能量補充劑類似中醫的補氣藥，可增強自身免疫系統的殺敵能力。這就像醫學之父希波克拉底說的：自己是最好的醫生。用中醫的概念來講，就是「正氣存內，邪不可干」。

補足身體的正氣，而不是單靠抗生素來對付那些沒被殺死的細菌，這個道理放在去濕上同樣成立。要透過健脾來提升體內的運化能力，清除垃圾，而不是臨時請個不專業的「搬運工」，來礙手礙腳。後者就是單純地使用去濕藥，不僅效果不好，而且很難避免副作用傷身。

TOPIC 03

刮痧、拔罐出的痧印、水泡，不是濕

沒有健脾為基礎的去濕，是很難去掉濕氣的。

熱衷去濕的人，經常會刮痧、拔罐，他們把身體的不適，統一歸結為有「濕」了。非要等到刮痧出了痧印、拔罐起了水泡，才覺得去濕成功。如果刮不出痧，起不了泡，就會覺得刮得力氣不夠大，拔罐沒把毒排出去。

痧印和水泡究竟代表什麼？

事實上，能不能如願排毒、去濕，和刮痧時用的力氣沒有直接關係。痧印其實是身體內充足的氣血托出來的，而不是生刮出來的。這個人如果內熱很重，有毒需要排出來，但氣血不足，無力托毒外出，那麼就是把皮膚刮破了，可能也不會出痧。

至於拔罐出的水泡，也不是身體的濕氣，而是和留罐時間的長短、罐子溫度高低有關。留罐時間長、罐子溫度高，出水泡的機會就多。同一個人拔罐，有的部位沒問題，有的部位就容易起泡，而且總在背部、兩脅和臀部，因為這幾個地方皮膚最嬌嫩，拔罐超出承受能力時就容易起泡。說到底，水泡是皮膚損傷的表現，而非濕氣外出。你想想，全身的濕氣怎麼可能憑那幾個水泡就消掉了呢？

刮痧和拔罐的適合人群

中醫的針灸、按摩、刮痧、拔罐、貼敷、灸療等，針對的疾病性質迥異，如**適合虛弱之人的是艾灸和貼敷，而刮痧和拔罐以體質壯實的人使用較宜**。中醫云「久病無實」、「久病必虛」，慢性病一般會導致氣血不足，要用補的辦法，穴位貼敷或者是艾灸使用的藥物都是溫熱的，再選擇有補益作用的穴位，治療效果和吃補藥類似。

而屬於氣血瘀滯不通的急性病非常常見，又因患病時間短，未及耗傷氣血，這個時候可以透過拔罐、刮痧等療法，經由激化矛盾而驅邪外出。

不出痧的人，有兩種情況，一種是氣血很虛，無力托出毒素；另一種則是毒素少，氣血有力也無毒可托。換句話說，刮痧適合的是正邪交鋒激烈的病狀，一方面要身體不太弱，另一方面邪氣也不能太輕。

所以年輕、體質好的人，感冒發燒的時候刮痧效果最好，痧也出得最多，就是因為他們雖然感冒重，但身體底子好，正氣和邪氣可以打得起來。如果是個老年體弱者，就算是再重的感冒，也刮不出痧，更不適合刮痧，因為他們的正氣已經無力托痧外出了。

這種虛弱的人，如果去拔罐，可能也吸不住火罐。因為氣血虛，無法留罐，就更不可能指望拔罐來驅邪去濕了。

如果此時遇到一個有經驗的中醫，他肯定會讓你回去先吃藥，或者透過艾灸把氣血補足了，再來刮痧或者拔罐。因為想要托毒外出，必須有充實的氣血做內應，這也從另一個角度證實了同一個道理：**沒有健脾爲基礎的去濕，是很難去掉濕氣的。**

TOPIC 04

有濕就不能吃補藥？看看國醫大師怎麼做

長期用苦寒藥去濕，只會進一步損傷身體去濕的本能。

身體有濕、有毒火的時候，是不能吃補藥的，這已經成了人們的常識，但其中的誤會大了！因為濕氣和毒火之所以停留在體內，很可能是正氣不足，沒有本事把這些外邪去除出去。在硬挺著不吃任何補藥的時候，邪氣可能進一步入裡，直至形成正邪平衡的停滯態勢。很多人感冒、感染拖延時間很長，痘痘總是爆不出來，其實都是因為身體欠補。這一點，可以看看國醫大師是怎麼做的。

陸廣莘教授是我的恩師。他給自己治感冒的藥物，一生只有兩種，都是中成藥：一個是「補中益氣丸」，一個是「防風通聖丸」。前者補正氣，後者驅邪氣。他用這兩種藥配合，幾乎對付了一生中遇到的所有感冒。

「正氣存內，邪不可干」，是中醫治病養生的通則，具體用在去濕排毒上，就是要在扶助正氣的前提下驅邪。**一來，正氣不足，濕氣毒火就會乘虛而入，一旦濕毒入侵，沒有強大的正氣是無法去邪外出的。二來，去濕排毒的藥物大多是苦寒的，會傷及陽氣，所謂陽氣，就是身體的能量，長期用苦寒藥去濕，只會進一步損傷身體去濕的本能。**

很多人常常感冒或是感染，而且發作一次會拖延很久；還有的人過了青春期仍在長痘痘，變成持續不消的痘斑……就是因為身體的正氣弱了，不能去邪外出，本該速戰速決的「殲滅戰」，變成曠日廢時的「拉鋸戰」。在一來一往的過程中，正氣和邪氣達到低水準的平衡，病情雖然不再加重，但始終好不了，這個時候就必須打破這個勢均力敵的局面。

有效打破平衡竟是「惡治」

我遇到過一個病人，眼睛上長了個膿腫，他為此吃了、抹了各種清熱解毒的藥，飲食也一直清淡，但始終未見起色。一氣之下，乾脆不忍了，當時正好是荔枝上市的時節，他買了一斤多一口氣吃完，之後還吃了頓涮羊肉。第二天，眼睛更加紅腫，而且有了膿點，他又去醫院，醫生做了局部清洗後讓他回家，沒幾天，糾纏了很久的膿腫竟然徹底消散了。

必須承認，他一氣之下的野蠻治療有一定道理，用他自己的解釋是：要透過熱性食物把膿排出來。荔枝和羊肉都是熱性的，吃了它們馬上打破之前身體正義和邪氣的低水準平衡，平靜許久的矛盾被激化了，而問題大多是在激化後解決的。

雖然這種「惡治」的辦法不值得提倡，但它顯現的道理卻可以經由藥物來實現，就是用補藥扶助正氣，驅邪外出，國醫大師的兩種感冒藥即採行這項原理。

如果感冒遷延、日久不癒，又沒有舌質紅、大便乾等內熱明顯的問題，適度的補氣藥是可以用的；它們能縮短治療時間，加速痊癒，西醫在臨床上也是這樣做的。對於感染嚴重的病人，除了給抗生素，還會給維生素C，甚至能量補充劑，直接給身體增加能量、提高功能、幫助抗炎，類似補氣藥黃耆及「補中益氣丸」的意義。

TOPIC 05

兩種燉肉的配料，馬上消除腹脹

草果和豆蔻在溫補的同時，還有去濕、化濕的作用。

之前，我曾錄過一檔健康節目，正好有位編導從國外進修回來，因為好久沒吃到家鄉菜，連續幾天頻繁地大快朵頤，加上又喝了冰啤酒，結果胃裡覺得飽脹難耐，好些天沒有絲毫食慾，連工作都無法繼續。

當時，攝影棚附近沒有藥店，工作又不能停，正好隔壁棚有為錄製藥膳節目而準備的各種食材配料，我就在裡面挑了兩種讓他泡水喝，四十分鐘的節目錄完，他興沖沖地跑來告訴我，飽脹全消，「現在可以再吃進一頭牛！」

迅速消除飽脹的祕方

這兩種配料就是陳皮和丁香，它們原本是燉肉時調味用的，有如此神效是因為二者同樣也是中藥，而且可以溫中化濕。這位編導之前的胃中飽脹，正是因為過食寒涼而導致的脾胃濕阻，這兩種藥把濕化開了，腸胃蠕動恢復正常，胃脹也就消失了。

陳皮，眾多周知，就是橘子皮曬乾陳化所得；丁香，像一枚釘子，可以在燉肉的香料中找到。這兩種藥都是性質偏溫的，而且入脾胃經，**陳皮化濕開胃，丁香溫中降逆，在治療消化不良引起的腹脹、腹瀉、嘔吐，甚至口臭的中藥方子中常會用到。因爲丁香的溫性很大，我讓他泡水時只用了兩枚，陳皮估計用了十克左右。**

做菜的佐料，也可以健脾燥濕

廚房中的做菜佐料很多都是中藥，特別是燉肉的香料，如乾薑、茴香、胡椒、八角、桂皮、豆蔻、草果、白芷、陳皮等，性質都是溫的。**其中草果和豆蔻在溫補的同時還有去濕、化濕的作用，治療夏天的暑濕感冒，或者像這位編導的胃脹，這兩種藥會經常使用。**

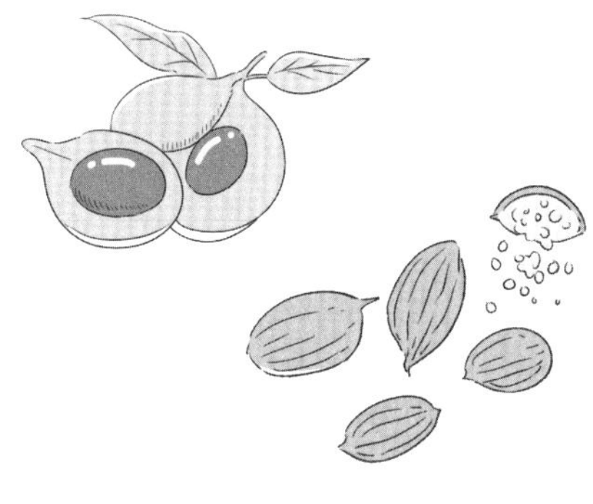

夏天濕氣偏重，人又貪涼，最容易影響脾胃運化，具體的表現就是胃脹，有人會感覺整個胃好像僵了、癱瘓了一樣，不僅沒有饑餓感，之前吃的食物也一直停留在胃裡。此時，上述這些可以化濕的藥物，或者說佐料，就是中醫的健胃整腸藥了。藉其溫熱之性，把停滯在胃腸中的濕氣蒸化了，因為濕而出現的症狀也就消失了。

中菜裡的燉肉，之所以要用這些佐料，其實也是藉助它們的化濕作用。因為脂肪和蛋白質在胃中的排空時間，比澱粉要長，所以，過食肉類最容易導致消化不良，人體就此生濕。而這些入脾胃經、溫性的佐料，可以分擔工作量，給參與消化的組織細胞增加能量，這就是中醫的健脾之意。所以真正正確、符合健康規律的肉食做法，不是簡單地放薑、蔥去腥就夠了，還要用上這些既有香味又能健脾燥濕的佐料。

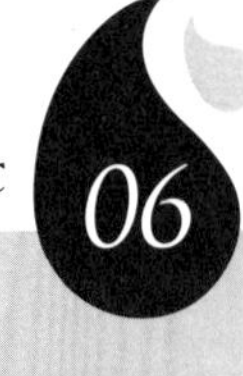

TOPIC 06

利用大便去濕的中成藥

認明「香砂」開頭的一系列藥方，還有「霍香正氣丸」。

去濕就要給濕邪出路，它分成兩條，一是大便，二是小便；所用的藥物不同，針對的濕的症狀也不同。

以「香砂」開頭的一系列中成藥，方子裡都含有木香和砂仁，是使濕氣從胃腸排出的。不同的「香砂」類中成藥，去濕上略有區別：

香砂養胃丸

【成分】木香、砂仁、白朮、陳皮、茯苓、半夏（制）、香附（醋炙）、枳實、豆蔻、厚朴（薑炙）、廣藿香、甘草、生薑、大棗。

【功效】溫中養胃。

【主治】不思飲食、胃脘滿悶或泛吐酸水，隱隱作痛；也是慢性淺表性胃炎及萎縮性胃炎、功能性消化不良的常用藥。

香砂平胃丸

【成分】蒼朮、陳皮、甘草、厚朴（薑炙）、木香、砂仁。

【功效】燥濕醒脾。

【主治】胃脘脹痛，或者是胃部不適不明顯，但舌苔很膩、食慾不好時。

香砂和胃丸

【成分】木香、砂仁、陳皮、厚朴（薑炙）、香附（醋炙）、枳殼（麩炒）、廣藿香、山楂、六神麴（麩炒）、麥芽（炒）、萊菔子（炒）、蒼朮、白朮（麩炒）、茯苓、半夏麴（麩炒）、甘草、黨參。

【功效】健脾和胃。

【主治】飲食不節導致的消化不良、食慾不振、脘腹脹痛、吞酸嘈雜的脾虛體質者。健脾的力量比香砂養胃丸要強，所以更適合消化不良同時全身乏力明顯的患者。

香砂枳朮丸

【成分】木香、枳實（麩炒）、砂仁、白朮（麩炒）。

【功效】健脾導滯。

【主治】脾虛氣滯、脘腹痞悶、食慾不振、大便溏軟。這個藥特別適合痞滿嚴重的患者，就是覺得胃呆住了，食物停在裡面不動了，它有很好的助推胃腸運動效果。

香砂胃苓丸

【成分】木香、砂仁、蒼朮（麩炒）、厚朴（薑炙）、白朮（麩炒）、陳皮、茯苓、澤瀉、豬苓、肉桂、甘草。

【功效】健脾利水。

【主治】胃腸型感冒，或者飲食失調導致的嘔吐、泄瀉，包括各種眩暈連帶的上吐下瀉，利水力比去濕力強。

香砂六君丸

【成分】木香、砂仁、黨參、白朮（炒）、茯苓、炙甘草、陳皮、半夏（制）、生薑、大棗。

【功效】健脾益氣。

【主治】脾虛氣滯、消化不良、噯氣食少、脘腹脹滿、大便溏瀉。是脾虛之人的長期保健藥，特別是已被西醫診斷為萎縮性胃炎者，這個藥不僅能改善病狀，還有預防細胞癌變的作用。

這些香砂系列的藥物，因為都是溫燥的，所以不適合在脾胃陰虛時（症狀常表現為口乾、舌紅少津、大便乾）服用，請注意。

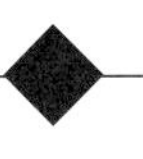

藿香正氣丸

【成分】廣藿香、茯苓、大腹皮、紫蘇葉、白芷、陳皮、桔梗、白朮（炒）、厚朴（薑炙）、半夏（制）、甘草等。

【功效】清化寒濕。

【主治】藿香正氣丸被大家認定是去暑藥，只能夏天吃，其實，這是個大誤解。從中醫的角度上講，無論春夏秋冬，只要舌苔很膩，都可以吃「藿香正氣丸」，它清潔舌苔的效果最好。只不過在用它的同時，最好能搭配其他藥物，如「參苓白朮丸」、「補中益氣丸」等。隨著舌頭上的膩苔消除，濕氣也會減輕很多。

TOPIC 07

利用小便去濕的中成藥

在治療時，要把濕氣從下焦排出。

「香砂」系列的中成藥主要作用在大腸，腸胃道的濕氣得以從大便排出去，一旦送走濕邪，舌苔膩、大便黏馬桶的問題也就緩解了。

除了大便，小便也是去濕很好的通路，而且在濕氣重的時候，泌尿生殖系統也會有不適的症狀，在治療時，要把濕氣從下焦排出。對此，常用的中成藥有：

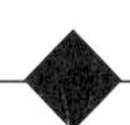

導赤散

【成分】木通、生地黃、生甘草梢、竹葉。

【功效】清心去火。

【主治】心胸煩熱、口渴面赤、意欲冷飲，以及口舌生瘡、小便赤澀刺痛、舌紅，特別是舌尖紅。

這個藥最常用在因為心火盛引起的泌尿系統感染，這種病症往往在心所主的夏天好發。心火會下移至小腸，這個「小腸」主要指的是膀胱。從中醫角度來說，夏天著急上火導致的尿急、尿痛甚至尿血，都需要清心火，也就是此藥的功能。

因為心火引起的口瘡、小兒夜啼等，也可以利用它。濕氣鬱久會化熱，所以利濕時常配合其同用，更能加快濕氣從小便排出。

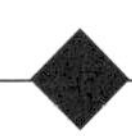

八正散

【成分】車前子、瞿麥、萹蓄、滑石、山梔子仁、甘草（炙）、木通、大黃。

【功效】清熱利濕。

【主治】尿頻、尿急、尿痛，尿色渾赤，小腹急滿，口燥咽乾，舌苔黃膩。

這個藥也是針對膀胱炎、尿道炎等泌尿系統感染，以及急性攝護腺炎、尿路結石、腎盂腎炎等。

和「導赤散」不同的是，它適合舌苔黃而膩的人，舌苔膩也就意味著濕氣重。簡單來講，同樣是利小便，「導赤散」重在去火，「八正散」重在去濕。

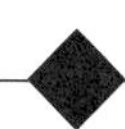

二妙散

【成分】黃柏（炒）、蒼朮（米泔浸炒）。

【功效】清熱燥濕。

【主治】濕熱引起的關節紅腫疼痛、皮膚濕疹瘙癢，像風濕性關節炎、濕疹等，只要伴隨舌苔黃膩的都適合。

黃柏、蒼朮配合，既清熱又去濕，因為舌苔黃是熱，舌苔膩是濕。

（註）米泔浸就是用洗米水浸泡。

三妙丸

【成分】黃柏（炒）、蒼朮（炒）、牛膝。
【功效】清熱燥濕。
【主治】三妙丸是在二妙丸的基礎上，加了引藥下行的牛膝，所以更針對的是下半身的濕熱病狀。如膝關節的疼痛、紅腫，腿部以及會陰部的皮膚濕疹瘙癢，小便不利和女性的白帶發黃、有異味這類泌尿生殖系統的發炎。

金錢草顆粒

【成分】金錢草。
【功效】清熱利濕。
【主治】泌尿生殖系統的發炎，膽結石、尿路結石等，都可以在緩解症狀的同時清除濕熱。

TOPIC 08

可以燃燒脂肪的中成藥

能改善身體怕冷表現的藥物都有減肥效果。

前面提過，有種原本用來抗衰老的中成藥，在臨床實驗時發現，它的服用者除了怕冷的現象大減，體重也減輕了，身形也緊緻了。後兩個看似「買一送一」的意外收穫，其實並不奇怪，它們都是以抗衰老為基礎的。人是因為老了、代謝率降低，才會怕冷和發胖。所以，能改善身體怕冷表現的藥物都有減肥效果。了解這一點，很多中藥都可以「活用」成減肥藥。

參苓白朮丸

它是一種性質平和、能去掉「灌水肉」的藥物，也是濕胖者的首選。其中的人參、白朮都是溫性的，可提高代謝率，而茯苓是利水滲濕的，如此雙管齊下，正好命中濕胖的關鍵。**只要沒有大便乾的問題，濕胖明顯的人，可以日常服用一次，細水長流地改善體質，不誇張地說，它是女人最根本的「皮膚緊緻劑」。**

附子理中丸

它的性質比「參苓白朮丸」要熱，但是，這個熱是針對胃腸，典型的適應症是遇冷即瀉。

適合用此藥的人，很多是「外強中乾」，他們可能很胖，看起來很壯，但是肚子絕對不能受涼。吃冷了、吹風了，馬上就會肚子疼，想拉肚子。即使在平常，大便也是不成形的，而且視冷飲和喝冰水為禁忌。

這些症狀看似矛盾，其實不然，它們的本質都是虛寒：遇冷則瀉是虛寒，肥胖、肚子大也是虛寒。就是因為內裡太寒了，為了保護內臟器官的功能運作，身體只能增厚腹部脂肪，以此來消極保溫。

「附子理中丸」就是針對其中的虛寒，這種別人吃了會便祕、長口瘡的熱藥，可能剛好讓他們的大便成形。隨著大便性狀的改善，全身的濕胖也會減輕，因爲這味熱藥幫他們

「蒸乾」了多餘的水分。

這個藥一般不能長期服用，即便是遇冷就瀉的人，也是用它當先鋒，等到大便成形，就可以換成「參苓白朮丸」來保養了，後者性質平和，不容易上火。

很多女性，除了遇冷就瀉，還會有「宮寒」，就是月經來時肚子冷痛，平時下肢也是冰涼的，甚至因此痛經嚴重。這個時候，她們需要的是「附子理中丸」的「婦科版」，就是「艾附暖宮丸」。

艾附暖宮丸

這個附不是附子，而是號稱「血中氣藥」的香附。中醫在補血、養血、活血時，經常要利用它，才能使血脈通暢。女性離不開血，所以香附也是婦科常用的藥。其為溫性，雖然沒有附子那麼熱，但香附和艾葉配合，熱性還是提高了。而且這個方子中的其他藥物，也都是溫補氣血的，如肉桂、黃耆、續斷，是名副其實的暖宮陣容。

「艾附暖宮丸」可以改善虛寒體質，但這個改善需要配合月經周期，所以最適合在月經來之前一周到十天左右開始服用，一直到月經來後兩天再停。除了「宮寒」問題，平時還有肚子遇冷就痛、就瀉的情形，那麼在經期之外，可以用「附子理中丸」或者「參苓白朮丸」作為日常調養。

金匱腎氣丸

「金匱腎氣丸」是中醫補腎、抗衰老的基礎方，它的典型適應症也是怕冷，但這個冷不是「附子理中丸」針對的肚子和胃腸，而是全身，如果定位再準確一些，專指下肢。腰腿怕冷，是腎虛的標準表現。

這種怕冷是一年四季的，有的人甚至到夏天都要穿毛褲，一種是老邁年高，一種是重病癒後，皆因代謝率低了。代謝率低也會發胖，這種更是典型的虛胖、濕胖，同時怕冷。這種藥也是性質很熱的，服用時要注意觀察，如果出現大便乾、長口瘡、喉嚨痛的症狀，就要停藥或者減量。

腎陽虛的改善也是需要時間的，為了避免上火影響後續治療，可以先從「六味地黃丸」開始吃，雖然它是補陰的，但補陰是補陽的基礎，兩者並不矛盾。「金匱腎氣丸」也是在「六味地黃丸」的基礎上，加了兩味補腎陽的熱藥，所以，後者可以看作是前者的「初級版」。

先從不會上火的「六味地黃丸」開始吃，不僅可以給身體一個適應的過程，而且充足補陰後，補陽的效果會更好。或者兩個間隔替換著吃，這樣更便於將補腎、提高代謝率的治療進行下去。

TOPIC 09

蒸乾濕胖的七項祕訣

溫度、粗食、蛋白質、辣椒、多餐、高強度的間歇運動、肌肉訓練。

要想減肥，除了少吃，還要增加脂肪的燃燒，也就是提高身體的代謝率。但遺憾的是，這個數值在二十五歲之後就開始降低，四十歲後每十年降低五％。而濕胖的人，如果能做到以下幾點，就可以最大限度地減輕煩惱。

溫度

環境溫度在二十至三十℃時，代謝平穩，大於三十℃則代謝增加，所以有規律地進行三溫暖，也是減肥的好辦法。

粗食

多吃粗食可以增加代謝率，如全穀類，因為它們含纖維素多，飽腹感很強，而且是難以消化的，此時血糖升得慢，制約了熱量向脂肪轉化。

蛋白質

腸胃道對蛋白質的消化，比碳水化合物和脂肪都要困難。而其產生的能量中，有三分之一是用來消化自己的。簡單說，如果吃進五百克的肉，最終只會留下三百克的熱量。所以，含有瘦肉、雞蛋、豆製品的飲食，比純素的食物更不容易長胖。但蛋白質的攝取量不要過多，否則會累壞腎臟。一般情況下，來自蛋白質的食物能量來源只要十至三十五％就足夠了。

辣椒

食物中除了要含一定量的蛋白質，最好還要有辣椒，因為辣椒素可以刺激身體分泌腎上腺素，由此提高代謝率；而且辛辣的食物容易讓人產生飽腹感，某種程度上也抑制了食慾。

多餐

研究顯示，在食物總量固定的前提下，每天分五至六次吃完，和一日三餐相比，代謝率為二十四比七。只要每餐間隔不超過四小時，就可以讓身體的代謝率，維持在一個恆定的消耗狀態。而且，這樣的吃法，還避免因過度饑餓導致的報復性過食。

高強度的間歇運動

能量的消耗離不開運動，那該如何運動才能提高代謝率呢？答案是高強度、間歇性地運動，亦即高強度和低強度運動的配合。這樣做比連續慢跑一小時更有效，因為長跑等有氧運動都是均速進行，時間長了，身體就適應了，和節食減肥後會遇到停滯期的原理一樣，身體因為習慣而不再消耗更多的能量。

所以，最好的辦法是每五分鐘慢跑穿插三十秒的全力衝速，讓身體產生應急性消耗，就此提高代謝率。

肌肉訓練

除了走路和跑步，重量訓練也是提高代謝率的好辦法，因為它練的是肌肉。一個經常進行肌肉運動者，他的代謝率會比不運動的人高出六・八至七・八%。因為能量的消耗，就是由肌肉裡的粒線體完成，肌肉越多，粒線體也越多，功能也越好。這種有肌肉的人，就算躺著什麼都不做，脂肪的消耗也比沒有肌肉的人要多。所以越有肌肉，越不容易發胖。

下篇

纖肌緊身

第六章

你不是肥胖，而是沒型

減肥，不能缺少增肌、纖肌這些對身材再造和雕琢的環節。

TOPIC 01

腰圍接近胸圍，就是老了

最符合健康標準的女性腰臀比，應該是〇・六至〇・七。

楊貴妃是胖美人，連胖都能寵冠六宮，肯定不會胖得臃腫，除了脂肪適中，勢必也凹凸有致，線條玲瓏，即所謂「肥臀豐乳」。按照現在的審美標準，她的三圍一定非常合理。現代研究顯示，看上去最美、也最符合健康標準的女性腰臀比，應該是〇・六至〇・七，也就是說，腰圍要比臀圍小三分之一。這個比例的維持，除了骨盆足夠寬大，還要腰部足夠纖細。前者達不到和營養不良有關，後者達不到和營養過度有關。

雌激素是從青春期開始分泌的，此時的骨盆在慢慢擴大，這個時候，也多是女孩子發胖的第一期，意即她們的第一次減肥。問題因此出現：如果為了減肥，或者其他原因導致這個時期的營養不良，就會影響雌激素的分泌，缺乏雌激素的充足刺激，骨盆的塑形連帶有麻煩。這樣的女孩子，可能一直都和男孩子一樣，沒有明顯的胯部，是上下一樣的「麵條」身材。

雖然她們不會有因為臀部寬大，而穿不了牛仔褲的困擾，但等待她們的可能是婦科疾病，如痛經甚至不孕。因為骨盆腔窄小容易導致血液供應不足，甚至引起瘀血，後者是很多婦科疾病的基礎，這是醫生在臨床觀察中發現的。所以，青春期的減肥一定要慎重，過度減肥勢必影響發育。

減肥後也要增肌、纖肌

過了青春期，變粗的腰圍又成了影響腰臀比的主要原因。一般人的脂肪容易存留在腹部，這是腰圍增加的關鍵。但是，並不是去掉脂肪後腰就變細了，很多人減肥成功，也不過是「粗水桶」換成「細水桶」，身體的直徑縮小，但仍舊沒有凹凸起伏的三圍。

醫學上判斷一個人是不是老了，特別是女性，就要看她的三圍是不是越來越接近。如果像俗話說的，肚子比胸部高，那鐵定是衰老無疑。此時，作為女性性徵的乳房不再豐滿，而肌肉無力是導致這些情況的重要原因，因為能幫身體塑形的，不是脂肪，而是肌肉。

所以，要想保持年輕的體態，減肥只是第一步。就好像一塊埋在土裡的玉，減脂是把外面的土去掉，但要變成精美的工藝品，還需認真的雕刻，這就要看肌肉的能力了。而這恰恰是人們在減肥時容易忽略的，特別是靠饑餓來瘦身的人。就像我在序言寫到的閆妮，雖然瘦了，但沒有精神，身材不挺拔，因為她只有減肥，但缺少增肌、纖肌這些對身材再造和雕琢的環節。

獲得完美腰臀比的祕訣

首先要鍛鍊肌肉，特別是腹肌，如果難以堅持，有個辦法很簡單，就是至少在平時，隨時吸著氣。

我們穿緊身衣服時會深吸氣，這樣腹部肌肉緊張、腰變細，才能順利穿好。只要肌肉是緊張的，就是在鍛鍊腹肌，這種瘦身遠比靠腹帶、緊身衣之類的客觀約束要積極，雖然它遠不及仰臥起坐，但若時時刻刻讓自己的腹肌繃著，確實有和緩的纖肌、細腰效果。

TOPIC 02

韓流始祖，命中欠土

中醫理論中，脾屬於土，脾虛的人就是「命中欠土」，很容易被健康的坎絆倒，不僅可能得敗血症，還有可能罹患癌症。

幾年前，韓流始祖裴勇俊為了自己的散文集《探尋韓國之美的旅程》一書的照片，持續忙碌，多日沒露面，直到新書發表會時才出現。粉絲被眼前的他嚇了一跳：裴勇俊居然瘦了十公斤！他的身高一百八十公分，但消瘦後的體重只有六十五公斤。很快就傳出更驚人的消息：裴勇俊因低血壓、低血糖昏倒住院，被診斷為敗血症初期。

身為韓國的頂級明星，怎會至此？問題就出在他的暴瘦上。

減肥和敗血症、癌症是否相關？

我們常聽說某某人一直減肥，結果年紀輕輕突然得了癌症，於是認定罪魁禍首是減肥藥。其實，即便減肥藥有副作用，也不會在一兩個月內引發癌症，因為癌症的發生是個慢性的過程。但為什麼減肥後很快就出現壞消息呢？其中機理和裴勇俊的敗血症一樣，都是因為他們的減肥或者暴瘦導致脾虛了，健康在脾虛之後遇到了坎坷。

「坎」從字形上解釋是欠土，就像走路一樣，能把人絆倒的坎，大多是因為土少了，石頭之類的才會突出地面而形成坎。中醫理論中，脾屬於土，脾虛的人就是「命中欠土」，他們很容易被健康的坎絆倒，不僅可能得敗血症，還有可能罹患癌症。

中醫的脾主肌肉、主運化，是身體裡的物流和快遞，除此之外，它還有個職稱：「諫議之官」。「諫者，多別善惡以陳於君」，意思是，中醫的脾類似身體的監視系統，是對外敵和異物起監管作用的。如果一個人脾氣虛了，免疫功能就會變差，難以及時發現和清除異物，細菌就開始伺機作亂。裴勇俊的敗血症就是免疫力降低、細菌失控的結果。

每個人身上都有癌細胞，因為癌細胞是我們自身細胞突變形成的，當人的免疫力高的時候，癌細胞無孔可入，便能相安無事。但如果在短時間暴瘦，肌肉突然消損，是對「脾氣」最直接的打擊。傷了「諫議之官」，癌細胞就得以乘虛而入。從這個意義上說，傷肉就是傷身的開始。

所以，雖有「千金難買老來瘦」的古諺，但真正能健康長壽的人，雖然不會肥胖，也肯定不是乾瘦的。一定要維持適當的肌肉，這樣不僅保住身體的活力，更保住脾氣的監管功能，人才能躲過疾病而活得長。

TOPIC 03

缺肌肉的人老得快

最有效的抗衰老途徑，就是以各種方式提高肌肉的質與量。

醫學界第一次提出「肌少症」的概念是在一九八九年，是用來描述身體的肌肉減少，以及由此導致的肌力及功能下降和代謝紊亂。

肌少症最常見的原因是老化。因為人在二十五至四十歲期間，肌肉相對穩定，直至四十歲後，肌肉才會隨著年齡的增加開始衰老。人體肌肉的數量和品質每年減少約一%，五十歲後，每年下降二%左右，到七十歲以上速度會加倍。年紀變大，身體難免有各種疾病，會影響營養對肌肉的供應，這就會在增齡基礎上又加重肌肉的衰減。

肌肉減少後，在面容上的表現是臉部肌肉鬆弛，缺少彈性；形體上會出現站立困難、行走緩慢、容易跌倒或是骨折，很多人的關節損傷就是在此時發生的，因為肌肉已經無力分擔骨頭的壓力了。

肌肉衰減的後果

肌肉衰減，最先發生在上臂和大腿部位，隨著增齡，這裡的肌肉變得更加鬆軟，力量不足，活動因此減少。而越是少動，肌肉的機能越差，由此進入惡性循環。很多慢性病乘機搶著出籠，最典型的就是糖尿病。

糖尿病是足以引起冠心病、腦中風、癌症的「萬病之源」。所以，廣告說「人老腿先老」是不準確的，應該是「人老肉先老」。肌肉的減少既是衰老的開始，也是各種老年病的成因。

一個人感覺自己老了，除了肌肉減少的直接變化，還有一點就是比年輕時怕冷，火力不足了，而這個火力就是肌肉中的粒線體決定的，因為粒線體是身體產能的鍋爐。

上臂、大腿的肌肉，是身體較大的肌肉群，它們衰減後，粒線體的數量和機能馬上下降，這就等於身體裡能產熱的鍋爐少了。產熱減少，人就怕冷，脂肪燃燒少，人就更肥胖。這正是中醫說的「腎陽虛」之典型表現：「肥白畏寒」。這個肥，除了脂肪增多，還包括肌肉無力、鬆軟的意思，這也是老年人普遍的特點。

最有效的抗衰老途徑，就是以各種方式提高肌肉的質與量。所以，現在的健身運動，即便是對中老年人，除了要求必須有和緩的有氧運動，還要求每周二至三次的重量訓練。可以是舉重這種器械性的鍛鍊，也可以是負重行走這種沒有器械的，這些都是對肌肉進行阻抗訓練，以增加肌力。年輕人也一樣，有氧運動是用來減肥的，重量訓練是用來雕塑肌肉、纖肌的，二者缺一不可。

TOPIC 04

握手有力的人，值得託付終身

握力表現的是上肢的肌力，
這也是全身肌肉狀態的可靠指標。

早些年，英國倫敦大學瑪麗王后學院，曾對五千名成年人進行一項研究後發現：握力大的人，其心臟是最健康的。就此，研究者提出，握力可能成為鑑別心臟病高危險群的重要方法。而在二〇一五年，國際醫學權威期刊《刺胳針》上，已經有了一項分析：弱握力比高血壓更能準確地預測早期死亡。

一項對近五十萬英國人的類似研究表明：擁有一個堅強的握力，與晚年擁有更有彈性的大腦有關。這項發表在《精神分裂症》雜誌上的文章指出：握力健康的中年人，在記憶力測試、推理能力和快速思考能力方面，表現得更好。

英國倫敦大學學院對近七千人進行一項長達十七年的研究，最近發布了結果：握力弱會增加死亡的風險，尤其是死於心血管疾病、肺病和癌症的機率會增加。

握力表現的是上肢的肌力，這也是全身肌肉狀態的可靠指標。一般來說，它在三十歲時達到頂峰，然後會隨增齡而下降，和全身肌肉的狀態是同步的。

基於這些研究結果，有研究者甚至提醒相親的女性，一個握手有力的男人，是可以託付終身的。之所以有這個結論，是因為他們發現，握力弱的男性，往往過的是孤獨、不健康的生活。研究者推測，這些握力弱的人，很可能有各式各樣的心理問題，而心理糾結是一種最無價值的能量消耗，在這種消耗中，減少的不只是握力，還有全身的肌力。

這類人如果看中醫，一定會被告知「思勞傷脾」，過度的心理壓力和情緒變化，加速了大腦的耗能，由此分流了本該供給肌肉的能量。簡單講，他們是因為心思太重而肌肉無力、握力不足的。研究者不過是倒推了「思勞傷脾」的形成過程，由虛弱的握力反推出他們具有寡歡的心思，後者確實是擇偶時必須考慮的問題。

如何測出握力？

可以透過握力器來測試握力指數

● **握力指數＝握力（公斤）÷體重（公斤）×100。**

一般人正常握力指數應大於五十。通常，慣用手的握力要略大於非慣用手，一般為一至二公斤，差距不會太大。如果左右手的力量差異很大，可能是某些疾病的徵兆，最常見的是腦中風，建議及時就診。

年齡與握力的合格數值

● **四十歲左右：男性握力在四十三．五至四十九．五公斤爲合格，女性在二十七至三十一公斤爲合格。**

● **六十五至八十四歲：男性握力應大於三十二公斤，女性握力應大於二十公斤。**

和檢測握力的原理相同的是，測試連續做伏地挺身的數量，此項能力顯示了受測者的肌肉力量，這項研究發表在《美國醫學會雜誌》上。

研究人員選取了一千一百零四名健康男性作為研究對象，經過長達十年的追蹤後發現，和一分鐘做伏地挺身不超過十次的人相比，超過四十次的人罹患心血管疾病，包括心臟衰竭或者猝死的風險降低了九十六％。另外還發現，即使每分鐘只能做二十一至三十次伏地挺身的人，罹患心血管疾病的風險也會有明顯的降低。

TOPIC 05

「久坐傷肉」還有哪些後遺症？

久坐會導致老年失智、動脈硬化、大腸癌、糖尿病、椎間盤突出。

「久坐傷肉」是中醫的說法，「傷肉」不只是因為運動少而肌肉萎縮，還伴隨著一系列問題。現在的研究發現，久坐甚至會傷及大腦、心臟等重要器官，坐著雖然比站著、走路舒服，但也是離死亡最近的一個姿勢。

(一) 久坐傷大腦：老年失智

久坐，血液隨重力集中在下肢，容易增加腦供血不足和缺氧的情況，由此降低思維活力，甚至是導致老年失智的一個重要因素。美國加州大學在新一期《科學公共圖書館：綜合》上指出，久坐不動的人，大腦中一個對記憶至關重要的區域，厚度會變薄。

研究小組對三十五名年齡在四十五歲至七十五歲的志願者的腦部，進行了高解析度磁振造影，結果發現，坐的時間較長與大腦內側顳葉變薄有關聯。內側顳葉是大腦中參與形成新記憶的重要區域，若其變薄是中老年人認知能力下降和失智前兆。**分析還發現，即便進行較高強度的身體鍛鍊，也不足以抵消長時間坐著給大腦帶來的負面影響。**

（二）久坐傷血管：動脈硬化

長期久坐不運動，脂肪燃燒減少，膽固醇增加，血管容易硬化，腿部肌肉收縮減少，下肢血流速度減慢，這就增加了血栓的發生率。

每天固定一個坐姿三小時以上的人，罹患下肢深部靜脈血栓的風險增加兩倍，靜脈血栓很可能隨血液流到肺部血管，引起比心肌梗塞還要致命的肺栓塞。近年來，多有在電腦前連續加班工作的年輕人，因肺栓塞猝死的案例報導。

如果本身就有血脂高、血液黏稠等問題，或者有糖尿病，又吸菸，長時間靜坐後肺栓塞的風險就更大。

（三）久坐傷腸：大腸癌

久坐的人，腸道、胃部蠕動減弱、減慢，這個道理很容易理解，住院臥床的病人容易便祕，就是因為無法運動。其實，久坐和臥床對腸道來說是一樣的，只是姿勢不同罷了。因此，久坐成為現代人便祕的主因便不足為奇。

便祕會增加有害成分在大腸內的滯留時間，刺激腸黏膜，加上腹腔、骨盆腔、腰骶部血液循環不暢，腸道免疫屏障功能下降，還可能增加大腸癌的風險。

（四）久坐傷胰：糖尿病

現在罹患糖尿病的人越來越多，除了飲食的因素，運動量少、缺乏使用肌肉的機會，也是重要原因。肌肉運動時，血糖會隨之下降。**所以糖尿病初期的病人只要保持運動，可以不吃降血糖藥就能穩定地控制血糖。**如果久坐，不用肌肉，長此以往就會提高罹患糖尿病的機率。

（五）久坐傷骨：椎間盤突出

現在腰椎間盤突出的人很多，甚至年紀輕輕就受其困擾，久坐是原凶之一。因為腰肌缺乏訓練，久而久之就會廢用，廢用的肌肉無法分擔脊椎的壓力。我們總說「站著說話不腰疼」，確實有一定道理，因為站著時，腰部受力小於坐著。如果前者承受的是百分之百的壓力，那麼後者就是百分之一百五，**椎間盤即是被這個過大的壓力擠出來的。**

TOPIC 06

走四步需要五秒？這樣的人趕緊增肌！

連續走三至四分鐘的路，如果每走四步所需的時間大於五秒，等於每步〇．八秒以上，就說明肌肉乏力了，需要增加肌力。

走路的速度，決定壽命的長度，這是美國對三．五萬名六十五歲以上老人某項研究的調查結果。

他們發現，走路的速度增加〇．一公尺／秒，死亡風險就會下降十二％。特別是在七十五至八十四歲的婦女中，走路速度大於等於一．四公尺／秒的老人，再活十年的機率為九十二％，而走路速度小於等於〇．四米／秒的老人，則僅有三十五％。

世界衛生組織（WHO）曾公布過一個人健康的「三快」：走得快、說得快、拉得快。這「三快」都和肌肉關係密切，牽扯到和運動有關的骨骼肌、和胃腸相關的平滑肌，以及肌肉和神經之間的協調。因為我們的身體是肉體，肌肉狀態自然決定了健康狀態。

走路時，人體有六十至七十%的肌肉參與活動，需要消耗大量的能量，這個能量就來自血糖。吃完東西後血糖會升高，如果遲遲降不下去，就是糖尿病了。**只要在飲食之後走路，肌肉馬上就會從血液中分走血糖，走得越快、越多，分流也就越迅速。**這就是運動預防和治療糖尿病的原理。

但問題也來了。如果你是個很瘦的人，或者雖然胖，但肌肉很少；第一，你很難大步走和走得很快，因為肌肉無力；第二，同樣是走，但分流掉的血糖遠不及「肌肉男」們，意即比他們更容易罹患糖尿病。這些肌肉不足帶來的弊端，恰恰在你我之間非常明顯。

前面已經說了，東亞人的腦容量明顯高於歐美人，雖然不能就此論斷我們比較聰明，但身體的總能量是守恆的，腦容量大，就要分走肌肉的能量。肌肉量不足或者無力，首先會引發糖尿病，而冠心病也在旁虎視眈眈。所以，擒賊要先擒王，治病得從根源開始，糖尿病就是眾病之源，而肌肉的缺乏和無力，又是糖尿病之源。

如何得知肌肉不夠力？

首先，過馬路的狀態就是個有效指標：綠燈亮時（假設秒數是一般人可以通過的時間），如果能順利走到馬路對面，就說明走路的速度正常；如果走到一半紅燈就亮了，需要等下一個綠燈才能過去，就說明肌肉已經不夠力了。

其次，**連續走三至四分鐘的路，如果每走四步所需的時間大於五秒，等於每步〇．八秒以上，就說明肌肉乏力了，需要增加肌力。**

增加肌力的方法

舉啞鈴、踩腳踏車或者負重行走，只要在運動時感到肌肉會吃力、運動後肌肉會痠疼，就說明已經鍛鍊到肌力。

在運動的同時，有兩味中藥可以幫忙增肌：一個是黃耆，一個是葛根。它們都是入脾經的，因為脾主肌肉。

黃耆是我非常喜歡的中藥，特別適合肌肉不足的體質，它也是中醫治療糖尿病的第一味藥物，因為可助長和動用肌肉。而葛根在中醫有個很好的評價：「北有人參，南有葛根」。兩種都是補益性的藥物，只是葛根的作用是「升陽」和「解肌」，意思是它能把身體的氣血升舉到肌肉中去，對肌肉能力實現最大限度的開發。

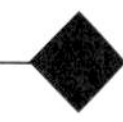

增肌的中藥方

【材料】用生黃耆十克、葛根十五克泡茶。

【功效】前者負責增長氣血，後者負責運送氣血到肌肉去，二者合用，透過增肌來達到養生的目的。

TOPIC 07

生完孩子臉會「塌」？

三十五歲時，負責供應面部氣血的陽明經脈開始衰微，氣血無力輸布，面部的肌肉失去氣血的供養，自然就要凹陷下垂。

某主持人生完孩子後復出，卻多次被人說「變老了」，而且有照片為證：臉有些凹陷，被說成是臉「塌」了。但回看她之前的網路文章，還有練出馬甲線的記錄，而且她每次出鏡，身材也看似緊緻。

爲什麼身上還有「馬甲線」的時候，臉會先塌下來？

原因很簡單，決定臉部緊緻與否的肌肉，是全身最先老化的地方，特別是能表達情感的表情肌。

表情肌是生物進化到人類這個高級物種後才有的，動物沒有，包括人類的近親大猩猩。牠們總是表情單一，再高興也看不出笑容，就是因為沒有表情肌。但是，進化有個規律，越是高級的部位和器官，退化的越早。如我們的大腦，要到二十五歲時才徹底發育成熟，但在這之後，它又先於其他器官第一個開始衰老，而表情肌會緊隨其後。

如果把之前的照片拿出來做對比，會發現在三十歲之後，幾年就變一個樣，這個變化主要就在臉上；特別是過了三十五歲，變化愈加明顯，不是皺紋的多少，而是面部緊緻度的降低。這一點，《黃帝內經》早給了答案：「五七，陽明脈衰，面始焦，髮始墮」，意思是女人過了三十五歲，面容和頭髮開始衰老了。

三十五歲時，負責供應面部氣血的陽明經脈開始衰微，氣血無力輸布，面部的肌肉失去氣血的供養，自然就要凹陷下垂。雖然中醫不是從進化的角度，解釋「人老臉先老」的原因，但很多補氣藥確有美容效果，這個效果就是透過增加表情肌的張力來實現的，也是保證臉不「塌」的關鍵。

增加肌力的補氣藥有哪些？

一定是要入脾經的，因為脾主肌肉，想要肌肉年輕有彈性，脾氣不能虛。由此可以推論，所有能健脾的藥物或者食物，都可以緩解肌肉的衰老，且有駐顏的功效。

我曾多次推薦用生黃耆預防「黃臉婆」，一來黃耆入脾經，可以增加肌力；二來，脾所主的顏色是黃色，脾虛的人大多有一張沒有光澤的黃臉，生黃耆增肌的同時可以改善面色，幫脾虛的女人「掃黃」。

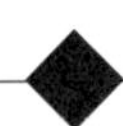

增肌又補氣的中藥方

【材料】生黃耆十克。

【做法】每天沖泡代茶飲。

【功效】面色和氣力一般會在飲用一周後明顯改善。

TOPIC 08

中老年婦女都有難言之隱

每天做提肛運動，
一路堅持下來可以避免或者改善尿失禁。

女人過了四十至五十歲，甚至還要再年輕一些，就會出現一種難言之隱，就是憋不住尿，在生過孩子的女性中更為常見。典型的表現是不能大笑，甚至不能咳嗽或快跑，一旦忘了，就容易漏尿。

我見過一個嚴重尿失禁的女子，她原來是名教師，四十幾歲就提前退休了，當時沒說明原因，只說自己身體不好。退休之後，就再也沒走出屋子，街坊都以為她好靜，大門不出二門不邁的，後來才知道，她之所以提前退休、不想出門，不是多嚴重的身體問題，而是尿失禁，走幾步就要解小便，找不到廁所就只能尿褲子。為了不讓自己身上的異味讓人生厭，只好做「宅女」。

她的身體很瘦弱，臉色也偏黃，是典型的脾氣虛體質，因而導致尿失禁。從西醫的角度看，尿失禁是由於懷孕、分娩時，骨盆底肌因為過分牽拉而逐漸失去彈性，隨著年齡的增加，雌激素分泌不足後，肌肉的彈性也同時降低，於是在打噴嚏、咳嗽、大笑等腹壓增高的情況下，尿液就會不能自主地遺漏。也就是說，尿失禁是因為和排尿相關的肌肉無力所致。

這種現象十分常見，有三十至七十％的中老年婦女未能倖免。而在黑人女性中卻十分罕見，雖然她們的生育數量遠在國人之上。為什麼會這樣？就是和肌肉的力量相關。黑人女性的肌肉明顯比我們發達，她們的屁股都是挺翹的，這是人種的差異，乃基因所致。由此可見，女性朋友有多脾虛。

如何解決難以啓齒的尿失禁？

針對這種問題，現在已經有了比較成熟的手術方式，可以對尿道進行局部處理，改變結構控制排尿。而更加便捷的解決辦法，就是每天做提肛運動，一路堅持下來可以避免或者改善尿失禁。

提肛運動

【做法】持續收縮骨盆底肌，自己感覺肛門隨著收縮被提起，一次二至六秒，然後鬆弛、休息二至六秒，再提肛，如此反覆十至十五次，每天訓練三至八次或更多。

【功效】持續一至兩個月後，局部的肌肉狀態就可以改變。

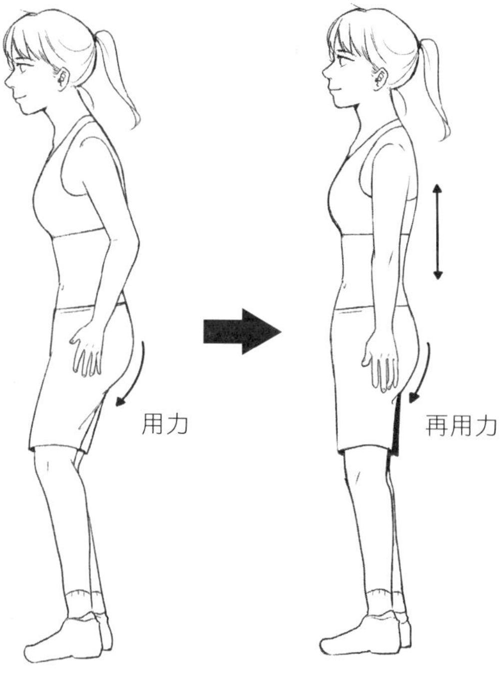

用力

再用力

臀部用力，
肛門緊縮

微微抬頭，
背部挺直

這個運動不要等到尿失禁的症狀出現後才開始，如果你的母親有類似問題，你又是脾虛體質，那麼請從懷孕開始就要做，因為這是有遺傳性的。女人懷孕之後，骨盆底肌就開始被拉伸，孩子越大拉伸得越嚴重；肌肉像是橡皮筋，它的彈力是有限度的。而提肛運動，本身是人為的一個收縮肌肉過程，這就避免了它因過度拉伸而失去彈性，最好提前做好肌肉訓練，避免未來的難言之隱。

TOPIC  09

頸椎病偏愛「天鵝頸」的美女

年輕女子常常抱怨頭昏脖子疼，歸根究柢是她們太瘦，肌肉太單薄，導致頸椎病提前發生。

頸椎病似乎也走向年輕化，特別是清秀苗條的女孩子，如果她的脖子很漂亮，是所謂的「天鵝頸」，又細又長，得頸椎病的風險就會更大，而這也是人類直立行走之後，必須付出的代價。

因為用四肢爬行的動物，頭部的運動能力、活動範圍遠不及人，牠們為了抵抗地心引力對頭部的吸引，在行動過程中，頭部一定要抬起，這樣才能看到前方的路和獵物。這種長久的抬頭過程，使牠們的頸椎及附近的肌肉，都非常粗壯，所以不可能有頸椎病的問題。

當我們進化到人猿的時候，開始直立行走，頭部的運動範圍就擴大了很多，而且無須再為抵抗地心引力而持久抬頭。身體的進化規律就是這樣，只有當它從純粹的功能中解放出來，才可能向優美轉化；或者說，在我們的身體上，能顯示出優美的器官、部位，都已經擺脫它們最原始的使用功能。當頸部不再負責抬頭，只需要承重頭部和靈活轉頭的時候，它就開始變細、變長、變美了。

前面已經說過，進化成熟越晚的器官和組織越高級，但也越早退化，頸椎當然不例外。它在表現人體優美的同時，自身卻是最脆弱的。再加上人類生活方式逐漸改變，低頭勞作成了常態，這兩種因素加在一起，頸椎病應運而生。而在頸椎病的發生過程中，肌肉無力是重要的幫凶。

「天鵝頸」低頭的時候，第七頸椎，也就是低頭時突出最明顯的那節頸椎，會清楚地顯現出來。骨科醫生有個經驗，第七頸椎外露明顯的人，往往是最容易得頸椎病的，因為他們頸椎附近的肌肉太薄弱了，薄弱到塌陷的程度，頸椎才因此顯得特別突出。

如此薄弱的肌肉，是不可能分擔頸椎所受的壓力，始終在孤軍奮戰的頸椎，自然會被壓出病來，這也是年輕女子常常抱怨頭昏脖子疼的原因，歸根究柢是她們太瘦，肌肉太單薄，導致頸椎病提前發生。

如何預防和治療頸椎病？

自己可以檢測一下，只要是一低頭，第七頸椎就明顯露出的話，這就表示得好好鍛練頸部肌肉，以預防和治療比別人更易罹患的頸椎病了。

改善頸椎病的運動

做法很簡單，坐在椅子上或者站著都可以，雙手交叉在後面抱住脖子，然後脖子使勁往後靠，雙手使勁往前推，讓兩邊較勁，每次三至五分鐘，每天數次，多多益善。

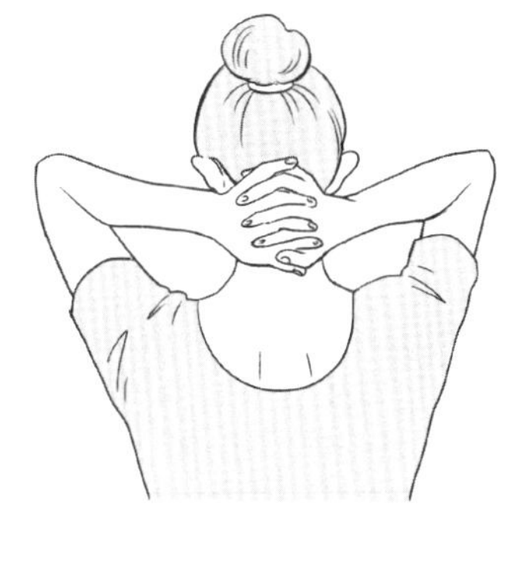

這個較勁的當下就是頸部肌肉鍛鍊的過程，只要頸部的肌肉加強了，就能分擔頸椎的壓力，頸椎病才能得到真正的預防和根治。

TOPIC 10

小腿到下午就變粗？不是水多了，而是肉少了

不想讓腿變粗，增加腿部肌肉的張力才是治本之道。

很多愛美的女孩子會發現，早上起來時，腿比晚上細好多，一般到了中午，腿就開始變粗了。

為了讓腿減肥，她們會躺在床上把腿抬高，甚至倒立。事實上，就算有效果，但只要把腿放下，一個小時後，還是會被打回原形。因為下午腿變粗這件事，不是因為水多了，而是肌肉少了，越是肌肉無力的人，下午的腿會粗得越明顯。

腿的粗細，除了骨骼、脂肪、肌肉，還會受血液循環的影響。睡了一晚後，血液均衡地分布全身，腿上不會存留過多血液，所以早上起來時覺得小腿細。起床後，血液開始重

新分配，無論是站還是坐，都會因地心引力而使血液往下堆積，使腿變粗、腳變大。如果我們去買鞋，下午或者晚上買同樣尺寸，也會感覺鞋子變小了。

地心引力對每個人都是公平的，但並不是所有人的小腿到了下午都會變粗，這是由肌肉的力量決定的。

單純站立或者靜坐，與行走運動時，腿的感覺和粗細是不一樣的。行走或者運動時，腿的粗細變化不大，這是因為肌肉收縮，對其間的靜脈進行擠壓，靜脈的血流藉此可以迅速回流心臟。肌肉的擠壓力量越大，回流的效果越好，殘存在下肢的血液就會減少，腿就不會因此變粗了。

這些在意自己腿是不是變粗的女孩子，多是想苗條、怕發胖的。她們的減肥又常常是透過餓肚子，而不是經由運動，由此導致肌肉量少、彈力弱，再加上缺乏運動，擠壓靜脈的力量更加不足，血液自然難以回流到心臟，只能受地心引力的作用，始終沉積在身體下部，所以在下午會明顯地感覺到腿變粗、腳變大。如果不想讓腿變粗，增加腿部肌肉的張力才是治本之道。

增加肌力會使肌肉變粗嗎？

很多人擔心，增加肌力會使肌肉變粗，這其實是多餘的。因為肌肉彈性不足時，肌肉纖維才會不緊緻，沒有線條，這一點我們可以看看孩子們。

學齡前的孩子，肚子皆是圓滾滾的，那是因為他們的腹部肌肉無力，不能約束內臟的結果。長大後，肌肉有力，內臟被約束，肚子自然就收回去了。

除了腿變粗，這樣的人到了下午手也會腫脹，同樣還是因為肌肉無力，沒辦法推動體液的回流，這些都屬於中醫的氣虛。包括氣的固攝力量不足，身體在「漏水」，還包括脾氣這個「物流」不順暢，水液不能及時運走。

除了肌肉訓練，還需要中藥輔助。除了生黃耆和葛根，還可以增加健脾利水的藥物，也就是茯苓。生黃耆十克、葛根十五克、茯苓十五克的配伍，更適合她們。

第七章

你可以減肥，但不能缺肉

想不發胖，不是要全面禁肉，而是減量，在全天整體食物量降低的前提下，保持葷素搭配的平衡，才能收到健康的減肥效果。

TOPIC 01

吃肉減肥，有一定的道理

減肥的人要少吃肉，這是很多人的共識，但是素食者未必就不胖，而且他們的胖更容易是虛胖，即濕胖。

爲什麼吃肉可以減肥？

肉雖然熱量高，但因為富含蛋白質，恰恰具有對減肥有利的兩個特點：一個是肉在胃裡的排空時間長；一個是消化肉類時，身體付出的能量比其他食物要多。如果說吃肉減肥有一定的合理性，就是因為和其他食物相比，肉類蛋白質的含量豐富，更接近人們想像中的「負能量食物」。

減肥就要節食、要少吃，但對饑餓感的控制非常痛苦，這也是減肥難以堅持的原因。

澳洲雪梨大學的研究者，讓二十二名志願者分別進食三種食物，這三種食物均是由飯菜構成，但它們的蛋白質含量不同，分別是十%、十五%、二十五%，觀察期為四天。

結果顯示，進食蛋白質含量十%的受試者，在早餐之後兩小時，就開始感覺到饑餓，使這一組受試者願意吃進更多的食物。從實驗開始到結束，他們的進食量比最初增加了十二%，也就是比那些飲食中蛋白質含量高的人吃得更多。

食物中三大營養素的排空速度是：澱粉類（糖類）快於蛋白質，蛋白質快於脂肪。如果以澱粉類為主，胃很快就排空了，所以單純的素食是不耐餓的。過去生活貧瘠時，一頓飯吃十幾個饅頭的常有聽說，就是因為那時的食物缺少蛋白質和脂肪。如果完全不吃肉，胃中沒有蛋白質和脂肪的「滯留」，就會餓得很快，無形中會進食更多的食物，吃素之後反而發胖就是從這裡開始的。

另一個原因則是，任何食物的消化吸收過程，都需要能量的參與，因為吃進食物之後，先要咀嚼，接著在消化道中將澱粉分解為單糖、蛋白質分解為胺基酸、三酸甘油酯分解為甘油和脂肪酸……這個能量消耗的過程就稱為「食物熱效應」，我們吃飯的時候會發熱甚至流汗，就是食物熱效應的表現。

吃肉如何健康減肥？

不同的食物，熱效應不同。其中，蛋白質的熱效應最大，相當於本身能量的三十％。也就是說，吃一定數量的肉之後，身體所獲得的能量有三分之一，是被用來消化這個肉；而碳水化合物的熱效應只有五至六％；脂肪最低，為四至五％。混合食物的熱效應一般是十％。

很顯然，食物中蛋白質比例大的，熱效應就大；如果是純素，或者以碳水化合物為主，如「陽春麵」，就算滴上幾滴香油，看似很素，但身體消化它的成本很低，食物的熱量沒怎麼糟踏就可以「照單全收」了。和加了瘦肉片或者雞蛋的麵條相比，後者不僅更耐餓，而且因為熱效應高，身體落下的熱量也許並不比不吃肉的情形多到哪兒去，甚至還有可能更低。從這個角度上說，**想不發胖，不是要全面禁肉，而是減量，在全天整體食物量降低的前提下，保持葷素搭配的平衡，才能收到健康的減肥效果**。

吃肉另一個重要性是，它富含蛋白質，而組成我們身體最大部分的就是蛋白質。其為肌肉和骨骼的主要構成成分，如果把身體比作一幢大樓，蛋白質就是裡面的鋼筋水泥，乃基礎結構。因此，在任何時候，蛋白質都是身體營養的必需品。

TOPIC 02

雞蛋和牛奶，是吸收效果最好的蛋白質

排名第一是人奶，這就是母乳餵養的重要性。

既然肌肉對健康如此重要，而蛋白質又是肌肉的主要組成成分，當然得要好好選擇蛋白質含量高的食物了。但是，蛋白質含量高，不等於身體能全部吸收。魚、肉、蛋、奶等吃進來之後，其中的蛋白質經由消化分解為胺基酸，身體再根據自己的需要，將胺基酸在體內組成新的蛋白質。

因此，吃什麼樣的蛋白質很重要，它們分解之後，必須含有八種必需胺基酸，這樣才能合成身體所需的新蛋白質。而且，這八種胺基酸的比例，與人體所需要的越接近，才能越有效地合成，利用度也達到最高。如果吃進來的蛋白質其生物價值接近一百，這就意味著，它百分之百能被身體吸收，亦即「完全蛋白質」，從吸收效果看，才是最有營養的食物。

哪些食物是「完全蛋白質」？

排名第一是人奶，這就是母乳餵養的重要性，嬰兒的發育非常關鍵，必須保證食物的高吸收率。

排在母乳之後的是雞蛋。雞蛋的生物價值也可以達到一百，也就是說，每顆雞蛋所提供的蛋白質，可以全部被身體吸收。這一點，從雞蛋的性質上也可以看出來，因為它未來是要發育成一隻小雞的。因為是新生命的基礎，所以必須具備最完整的營養結構。

排在雞蛋後面的是：牛奶／九十五，黃豆／七十四，白米／六十七，花生／六十五，小米／六十三，小麥／五十三，芝麻／五十。除了牛奶，其他都是植物的種子，和雞蛋一樣，未來要生發出一個新生命，所以必須自帶平衡的胺基酸結構。

正因如此，《黃帝內經》在食物評價排行中，將五穀放在第一位，所謂「五穀為養」，就是五穀為生命的基礎，是最養人的。包括在中醫典籍中，病後的調養也都是糜粥，而非肉湯，即希望在病後恢復的關鍵時期，於不多的食量中，保持胺基酸的最大吸收度。

這也就解釋了為什麼一些素食者，除了五穀和蔬菜外，還會攝取雞蛋和牛奶的原因。從中醫角度，無論是五穀還是雞蛋，都是全食物，保存了也藉助了食物天然的平衡特點，所以才得到事半功倍的營養效果。

既然要平衡，就不要人為增減，否則會破壞胺基酸的平衡，例如只吃蛋白不吃蛋黃。因為蛋黃所含的卵磷脂，是細胞膜的主要成分，而細胞是身體的基礎，任何器官機能的發揮，都必須在細胞功能正常的前提下。同樣的，也不要將穀類過度加工，在去粗取精的過程中，從微觀講，丟失了維生素和礦物質，從宏觀講，破壞攝取胺基酸時的平衡。

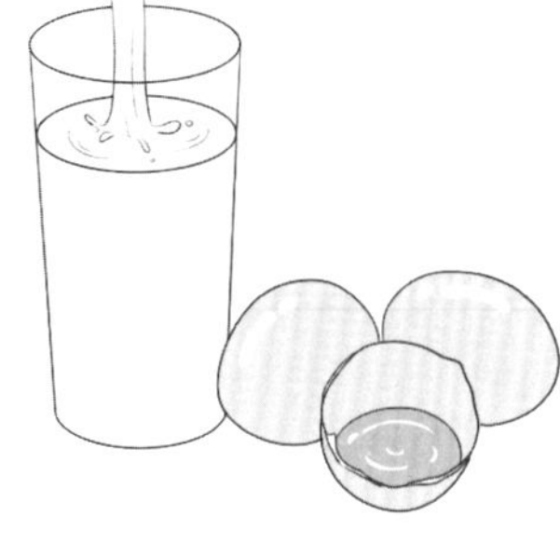

TOPIC 03

黃豆為雌激素蒙的冤，早該洗清了！

大可以放心地吃豆腐、喝豆漿，這樣不僅不會加重病情，甚至還有輔助治療的效果。

按照標準，黃豆，也就是大豆，是我們日常食物中，第三種可以被身體「照單全收」的食物。而在傳統的農業社會，也將其視為「土裡長出的肉」，號稱「素肉」。因為黃豆含有的大豆蛋白是優質蛋白，富含人體不能合成的必需胺基酸，為供應肌肉營養所必需。因此可以說，豆腐的發明，算得上是人類文明中極大的貢獻了。

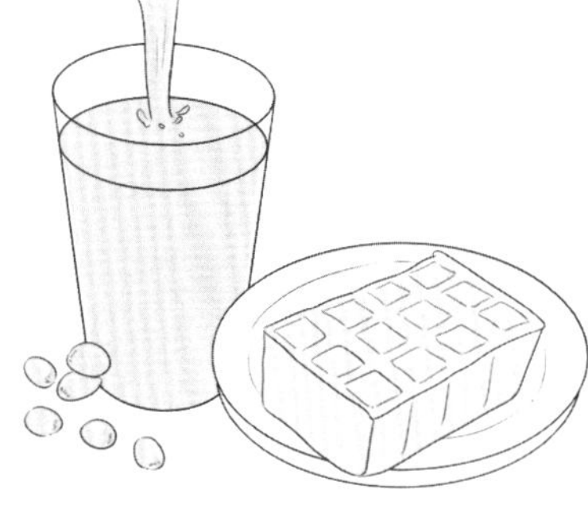

但是，有幾種情況出現時，人們的第一個反應，是剔除食物中的豆製品，一個是痛風，一個是有乳腺增生、子宮肌瘤的時候。

事實上，這絕對讓豆製品蒙受了不白之冤。我可以負責任地說，沒有一個病患是因為喝多了豆漿、吃多了豆腐而罹患上述疾病的，而且這些病患大可以放心地吃豆腐、喝豆漿，這樣不僅不會加重病情，甚至還有輔助治療的效果。

（一）豆製品的普林含量並不高

痛風是因為體內的普林代謝紊亂導致的，所以要在飲食中禁吃普林含量高的食物，如動物內臟、海鮮、啤酒等等。豆腐其實問題不大，因為黃豆雖然含普林，但在製作之前會用水浸泡，這個過程中便會有一部分普林溶到水裡。而在製作過程中，還要再加水，又稀釋了普林的濃度。所以，豆製品裡的普林含量並不高。而製作豆漿的時候，一般不會添加很多黃豆，因此豆漿的普林含量也很低。

一百克黃豆中，普林的含量大概在兩百毫克左右，而一百克豬肝中就已經接近三百毫克，豬腰更是超過三百毫克。所以，對痛風患者而言，真正需要忌口的不是豆製品這樣的「素肉」，而是動物類食物，用豆製品替代部分肉食，甚至是降低普林的好辦法。

美國有一項針對近千名痛風患者，連續十二年的追蹤調查，透過對比他們的飲食習慣、飲食頻率等發現：痛風發作率較高的人群，屬於那些常吃肉類和海鮮類食物的患者；而食用植物性高普林食物如豆製品的患者，痛風的發病率反而較低。

新加坡國立大學的一項最新研究也發現，食用黃豆類和莢果類（包括紅豆、綠豆和豌豆等）食物，不但不會導致痛風的患病率升高，還可能會降低罹患痛風的風險。

痛風最初是出現在歐洲宮廷的，號稱「宮廷病」，因為皇宮裡的食物熱量太高，脂肪太多。現在我們身邊的痛風病人也一樣，大多是肥胖者，而他們的痛風病情，也會隨著減肥成功而減輕甚至痊癒。這些肥胖者，沒有幾個是因為嗜食豆製品而變胖的，他們大多無肉不歡，因此，更不能將痛風的罪責，都落在熱量很低的豆漿、豆腐身上。

（二）豆漿可以縮小子宮肌瘤

子宮肌瘤、乳腺增生這兩種病很常見，一旦確診了，很多人立馬戒掉豆製品。她們說，黃豆裡含有植物雌激素，而子宮肌瘤和乳腺增生，就是靠「吃」雌激素長大的。

這個說法只對了一半。過高的雌激素確實會誘發子宮肌瘤，增加對乳腺的刺激，因此，更年期之後，月經該結束但不結束的人，更容易罹患子宮癌或者乳腺癌，因為這兩個器官接受雌激素刺激的時間延長了。

每個女性體內的雌激素水準，存在規律性的波動，都有過高的時候，而常常和情緒有關。但人生在世，哪能沒有心情的起伏，所以，就算知道子宮肌瘤和乳腺增生的病因，也很難預防和避免。

但是，有幾點可以確定。首先，就算不喝豆漿、不吃豆腐，子宮肌瘤和乳腺增生也會出現，而且還可能更嚴重。黃豆含有的植物雌激素，與人體內的雌激素是有區別的，而且，它還是一種「選擇性雌激素受體調節劑」：當體內雌激素的水準較低時，植物雌激素可以與雌激素受體結合，發揮類似雌激素的作用；而體內雌激素水準較高時，植物雌激素會與其競爭，由此阻止雌激素和受體結合，產生拮抗作用。

很顯然，植物雌激素是只幫忙不添亂的，明白這個道理，就可以大膽地喝豆漿了，**特別是用豆製品代替肉類將體重減輕後，反倒會減少子宮肌瘤和乳腺增生的發生。**

另一個原因是，供給肌瘤、增生「吃喝」的雌激素，除了來自卵巢，還有一部分是從脂肪額外生產的。如果體重正常，脂肪轉化出的雌激素就可以忽略不計，如果不幸是個胖子，脂肪轉化出的雌激素就很可觀了，足以對乳腺、子宮內膜等組織構成異常刺激。肥胖者子宮肌瘤、乳腺增生，甚至乳腺癌的發病率遠高於非肥胖者，原因就在此。而從熱量上看，豆漿只是牛奶的三分之一，假如用豆漿代替牛奶，顯然能避免和肥胖相關疾病的發生。

TOPIC 04

能減肥的運動，每次要超過三十分鐘

脂肪消耗，會在運動三十分鐘時達到最高。

減肥需要運動，而且這個運動必須持續半小時以上才會有效果，這是美國運動協會進行的一項研究中發現的。他們在受試者的手臂上植入探測器，然後讓他們開始運動，結果發現，這些受試者的血糖在運動第一分鐘就開始消耗，運動十分鐘後，脂肪組織的血流量增加，這就意味著，脂肪也開始消耗了。

而且，會在運動三十分鐘時達到最高。隨後，即使停止運動，脂肪組織裡血流量的最高濃度仍可持續六小時。也就是說，在停止運動六小時之後，身體裡的脂肪還在燃燒呢。

人的脂肪是由甘油和脂肪酸組成，這項研究同時分析了受試者的血液，結果發現：甘油和游離脂肪酸增加了，這些都是來自於脂肪的，它們的增加表示身體的脂肪開始分解。

運動減脂的最佳方式

研究者建議，想利用運動減脂的人，最好一鼓作氣連續運動三十分鐘，這樣就能持續燃燒脂肪達六小時。接下來的研究還發現，運動時間即使超過了三十分鐘，一旦停止，脂肪也只能燃燒六小時，也就是說，想要保住脂肪燃燒的效果，運動半小時是最好的。

但是，這三十分鐘的運動，不能是輕鬆的散步，而是要能達到脂肪消耗的強度運動。**即運動時，心跳最好達到每分鐘一百一十次以上，感覺有一點喘的程度最合適，這樣的運動，每周堅持三次，就會有體脂下降的效果。**

需要補充說明的是，心率的增加是因人而異的，如果你安靜時的心率很低，就不要強求自己運動後的心率增加到每分鐘一百一十次，先從增加正常心率的三十％開始，最高可以增加到五十％。假使你平時靜坐時，心率是每分鐘八十次，運動時的最高心率則是一百二十次，但不要馬上達到這個心率，先逐步增加到每分鐘一百次，這樣能給心臟一個適應的過程，而且這也需要一個前提，就是沒有心臟疾病，否則不能擅自透過運動來增加心率。

這種能減肥的運動，屬於有氧運動，主要的作用是促進脂肪燃燒，但因為運動的強度不夠，還不足以塑造肌肉，所以，想要達到瘦身纖腰的效果，重量訓練是必需的。簡言之，就是用有氧運動爲基礎，之後進行無氧運動，在減肥的基礎上，強化肌肉力量，由此獲得身材緊緻、纖細的效果。

而產生纖腰效果最快的，也是成本最低的，就是平板支撐，如果你能每天堅持半小時的快走或者慢跑，之後再針對臃腫部位做肌肉訓練，瘦身的功課就圓滿了。

TOPIC 05

每天四個動作，輕鬆練出馬甲線

馬甲線是使腰部漂亮的線條，它會使你的身材顯得緊緻、纖細，下面的四個動作，可以快速練出馬甲線。

平板支撐法

平板支撐動作看似簡單，其實是消耗體能的全身運動，對腹部的腹直肌、腹外斜肌和腹橫肌，以及腿部、背部、臀部肌肉群，都有充分的鍛鍊。而這些肌肉，都和馬甲線有關，可以塑造腰部、腹部和臀部的線條，而且是身體的大肌肉群。如果每天都能訓練到這些肌肉，無論是對塑形，還是對血糖的消耗都非常有力，也會降低高血糖的隱患。

如果你從沒練過，可能堅持一分鐘都費勁，但只要有決心，第三天的時候撐一分鐘就很輕鬆了；一周後，每天撐上兩至三分鐘已經沒有問題。請將這個動作養成習慣，每天撐三次，每次三至五分鐘，纖腰的效果會非常明顯。

足尖沾地法

身體平躺，讓大腿彎曲呈九十度直角，同時小腿與地面平行，兩手則自然地平放在身體兩側，掌心朝下。此時上身應該繃緊，而且後背要緊貼地板。

然後分兩步放低左腿，只從臀部開始運動，腳趾向下，腳尖不要真正著地。接著呼氣，同樣分兩步將腿還原到起始位置，再換右腿做同樣的動作。如此雙腿交替重複做此動作，每條腿做十二次。

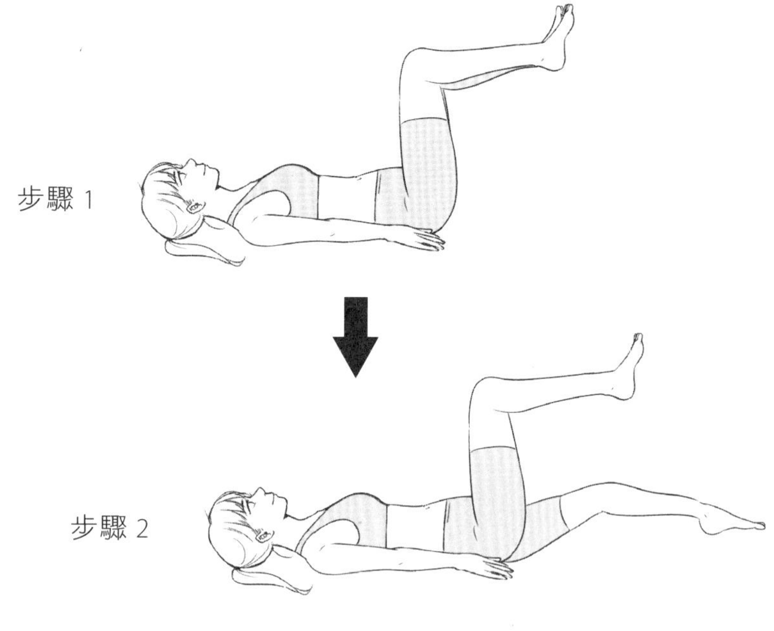

蹬腿交替法

首先將雙手放在頸後，讓雙腿彎曲，接著單腿交替蹬出，注意蹬出的腿和地面要有一定的距離，不過不能太高，腳不要碰到地，然後是另一邊。一側的肘部和另一側屈腿的膝關節要儘量靠近，同時要用側腹肌來控制，每條腿至少蹬十五次，左右腿各完成一遍算一組，重複做三組。這個蹬腿交替法主要鍛鍊的部位是側腹肌。

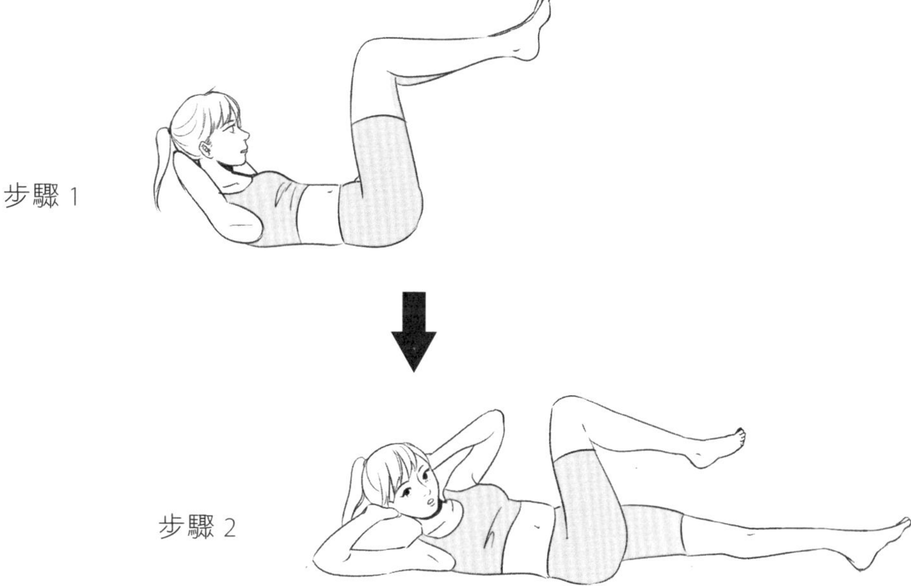

屈腿收腹法

坐著，上身保持不動，雙手則放在身體兩邊，然後屈腿收腹。當腿向下伸直時，腳不要著地，同時用腹部控制，左右腿各做十五個算一組，重複做三組，中間可以休息三十至四十秒。這個屈腿收腹法鍛鍊的是下腹肌。

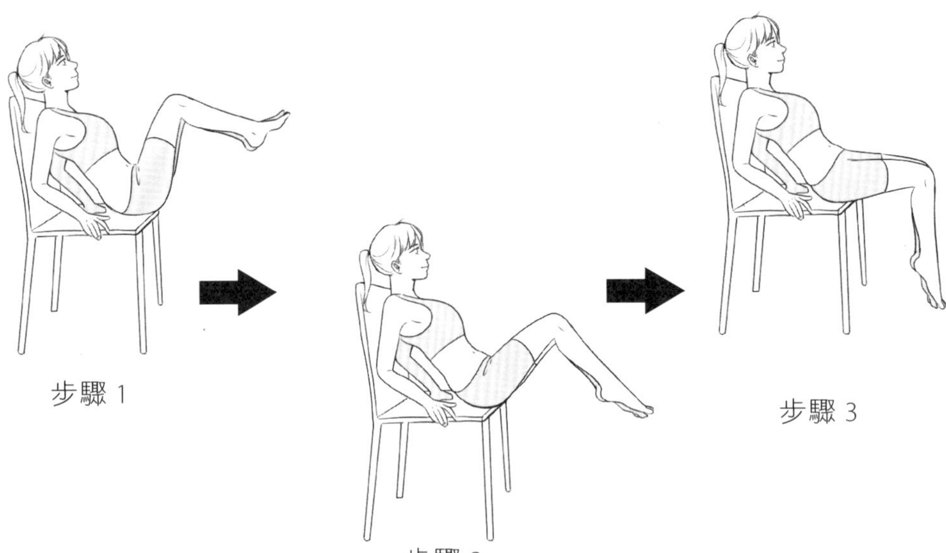

步驟 1　步驟 2　步驟 3

第八章

去濕胖、細腰身的鐵三角——黃耆、茯苓、葛根

三種中藥都充分表現了蒸化利水和纖肌瘦腰的雙重含義。

TOPIC 01

腹重如帶五千錢

腰圍臃腫，身體沉重，就是我們現在說的濕胖。

減肥雖然是現代人所汲汲追求，但在近兩千年前的東漢，已經有一張減肥名方了。確切地說，應該是「纖體瘦腰方」，因為這個方子治療的主症之一，是「腹重如帶五千錢」，已經明示了它治療的病症：腰圍臃腫，身體沉重，就是我們現在說的濕胖。而且這張方子很簡單，只有四味藥，如果現在去中藥行購買，應該花不到多少錢。

這個名方最初不是給胖子準備的，因為當時少有肥胖，但有人生病的原因和現在肥胖的起因是一致的，所以就有了這張「超前」的纖體方，時至今日，還是中醫減肥的治療主旨。

這張方子叫「腎著湯」，是醫聖張仲景寫在《金匱要略》裡的，一共四味藥：白朮、茯苓、乾薑、甘草。治療的病症也記載得很詳細：「其人身體重，腰中冷，如坐水中，形如水狀，反不渴，小便自利，飲食如故，病屬下焦，身勞汗出，衣裡冷濕，久久得之，腰以下冷痛，腹重如帶五千錢。」

翻譯成白話文就是：腰身很胖，腰部鬆垮的肉像掛著五千銅錢一樣沉重；腰以下發冷，不喜歡喝水，小便頻多。之所以如此，是因為脾虛不能運化，水留在體內，而又胖又重又冷，癥結在脾，所以用了四味健脾的藥。

這個方子的主要目的，是透過溫性的健脾藥，把身體裡的水蒸乾，最能貫徹這一旨意的，一個是乾薑，一個是茯苓。乾薑是熱性的，用來蒸乾水液；茯苓是利水的，能排出水液。配合在一起，可以加快脂肪的燃燒和水液的代謝。

如果把濕胖之人比作一塊被塵土包埋的玉石，那「腎著湯」的減脂利水，是去除玉石表面的浮塵，但若想讓身體的線條變得緊緻，還需要進一步雕琢。這一點，後世的醫家有了更深的認識。

南京中醫藥大學的黃煌教授，對中醫經方很有研究，他甚至把人的體質，按照適合使用的藥物來劃分，如適合大黃的是「大黃人」，適合黃耆的是「黃耆人」等等，這樣的做法緣於他對中藥更加深刻的理解。他為女性設計的纖體瘦腰方，就是將「腎著湯」和「葛根湯」合方使用，前者用來減脂，後者負責纖肌，以此減少女性腰腹間的贅肉。

但為了治療濕胖而吃湯藥的人還是少數，尊此方意，我推薦兩種辦法：

一種是吃中成藥，「參苓白朮丸」配「癒風寧心片」（後面會詳述），一種是用生黃耆十克、茯苓十克、葛根二十克做便方或者自製藥茶。它們雖然組成不同，但方意相同，都充分表現了蒸化利水和纖肌瘦腰的雙重含義。

TOPIC 02

日本人爲什麼偸走了葛根湯？

可以提高神經的興奮性，
更有可以升陽解肌、緩解肌肉和肢體疲勞。

現在去日本旅遊，很多人的目的地是藥妝店，在那裡能買回效果很好的化妝品和非處方藥，同時，也屢屢帶回中成藥，最常見的一種就是葛根湯。

「葛根湯」是中醫典籍《傷寒論》裡的名方，迄今有近兩千年的歷史。張仲景描述這個方子的病狀時是這樣寫的：「太陽病，項背強几几、無汗、惡風，葛根湯主之。」意思就是：感冒後，頸部、後背僵硬，沒有汗，怕風，適合用「葛根湯」治療。

葛根湯的組方很簡單：葛根四兩（一兩約三十七．五克），麻黃三兩，桂枝二兩，生薑三兩，甘草二兩，芍藥二兩，大棗十二枚。之所以用葛根命名，是因為葛根的用量是全方中最多的，屬於君藥，能治療後背肌肉的僵硬疼痛，因為它具有「升陽」和「解肌」的功能。

什麼是「升陽」？

「升陽」就是升舉陽氣。肌肉收縮時需要能量，如果能量不足，或是不缺能量但被瘀滯住了，不能供應到肌肉上，肌肉的伸縮就會受影響，發生僵硬疼痛的問題。葛根可以將供應肌肉的能量——用中醫概念就是「氣血」——輸送過去，這就是「升陽」的意思。

中醫對葛根的評價很高，所謂「北有人參，南有葛根」，由此可見，它也是味補藥，但不像人參那麼熱，容易上火，而是性質偏涼的，感冒後期的乾燥傷陰，也會用葛根來氣陰雙補。它也不像人參那樣是直接補氣，而是幫助身體自己的氣血達到各個器官組織，這就同樣有了補藥的效果。

大塚敬節是日本最有名的漢方大家，主要是用中醫古方來治療現代疾病。他最早是學西醫的，因為嚴重的復發性口腔潰瘍，久治不癒，只好求助中醫。一個老中醫給他開了《傷寒論》中的「甘草瀉心湯」，吃了以後口腔潰瘍就好了，從此就開始研究中醫古方，直到成為日本漢方派一個代表性的人物。

他晚年精神不大好，經常需要喝飲料提神，喝的就是「葛根湯」。我們身邊的年輕人，遇到考試或者工作壓力大的時候，會喝咖啡或紅牛，但在日本，卻是喝「葛根湯」的。他們覺得「葛根湯」的效果更好，不像咖啡之類的興奮性飲料，會揠苗助長。

「葛根湯」中除了有麻黃可以提高神經的興奮性，更有葛根可以升陽解肌、緩解肌肉和肢體疲勞，如此雙管齊下，正好應對高壓力的生活。也許這就是日本早就開始使用此方的原因，只不過誰也沒想到，多年之後，它成了走進藥妝店的旅客最愛。

TOPIC 03

生活越好，越要常吃黃耆

生活好、營養夠的人反倒容易脾氣虛、功能弱，所以更需要補氣。

寫下這樣的標題，估計會遭到異議：生活好了怎麼還要吃黃耆這樣的補藥？我的回答是：仍然需要。

其中牽扯到兩個問題。首先，生活好未必身體好，現在好發的疾病，大多是因為生活好引起的「富貴病」，且生活好甚至是病因之一，因為它不等於身體不虛！

其次，黃耆雖然是補藥，但補的是功能，不是營養。生活好、營養夠的人反倒容易脾氣虛、功能弱，所以更需要補氣。特別是一般人的肌肉力量不如歐美，這是糖尿病好發的關鍵原因之一。因為只有在肌肉運動中，身體才能將血液裡的血糖消耗掉，所以，一定要在肌肉上打主意！所以必須用黃耆。

當年，胡適罹患糖尿病，一直在協和醫院治療，但當時沒有胰島素，更沒有換腎的可能，所以他曾被醫生判為無法恢復。後來找到以善用黃耆著稱的中醫陸仲安，陸以一帖藥中有一百二十克黃耆的補脾氣重劑，使他漸漸康復。後來胡適每次講課，都會端一杯黃耆茶，而陸仲安也因為屢用黃耆獲奇效，被人稱為「陸黃耆」。

黃耆的具體功效和使用方式

黃耆入脾經，脾主肌肉，因此可以增加肌肉的質與量，然後降血糖。其藥性偏溫，可以增加代謝率，作用類似「腎著湯」裡乾薑的地位，但又有乾薑不具備的增肌和「掃黃」效果。因為脾虛的人，不僅肌肉無力，面色也是萎黃的，後者是脾的病色。

這個機理同樣適合肌肉鬆弛的人，他們不僅是糖尿病的潛在患者，而且體態上也欠雕琢。黃耆透過增加肌肉的張力來重塑線條，無論是對開始下垂的面部蘋果肌，還是決定腰身的腹肌，甚至能使臀部挺翹的臀大肌，都有明確的助益。

黃耆有生熟之分，生黃耆更適合用來增肌、降血糖，如果用來保健，每天可以用十五至二十克生黃耆泡茶飲。若是炒製過的黃耆，力量則集中在消化系統，更適合脾胃虛寒、消化功能弱的情況。

TOPIC 04

十五克黃耆能升壓，三十克黃耆卻能降壓

中醫把握不同疾病的不同根源，對中藥的巧妙使用，稱為「雙向調節」。

說到黃耆，很多高血壓的人會畏懼，他們擔心能補氣的黃耆會把血壓越補越高。

事實上，中醫看病，經常是不同的人、不同的病，用的卻是同一種藥物，如糖尿病、食道癌，甚至五十肩，都可能用「六味地黃丸」。雖然按西醫分，病種不同，但按中醫理論分，這些病都是因為「腎虛」，所以可以用治腎虛的藥物治療。

同樣地，血壓低的人，中醫會用能補氣的黃耆，而血壓高的，也用黃耆，而且還加量，這種矛盾的做法居然出自國醫大師鄧鐵濤之手。

這種矛盾的治療方式依據爲何？

治療低血壓症，鄧老喜用「補中益氣湯」，方中黃耆的分量不超過十五克；而治療氣虛痰濁型高血壓，他則用「黃耆合溫膽湯」，黃耆的用量往往都在三十克以上。

鄧老曾治療過一位中風病人，偏癱失語且血壓偏高，黃耆用到兩百克。旁觀者看到這個劑量很擔心，怕越吃血壓越高，鄧老堅持如此。因為這種病人屬於氣虛血瘀，不用如此大量的黃耆補氣，瘀血就沖不開；而瘀血導致的缺血，才是病人血壓高的原因。結果，就是按這個劑量服藥，病人一直頑固不降的血壓，真的降了下來。

這種矛盾的結果，在藥理學上稱為中藥的「雙向調節」，其實是中醫把握不同疾病的不同根源，對中藥的巧妙使用。具體到血壓這個問題上，血壓低是因為心臟搏動無力，血管充盈不夠，黃耆補氣，可以增加心臟肌力和血管的張力，血壓自然得以提升。而血壓高，並非心臟有力過度，你想想，運動員的心肌最有力了，但他們為什麼血壓不高？

恰恰是因為心肌無力泵血導致了局部缺血，為了趕緊供血，大腦只能快速分泌激素來升高血壓，好把血液儘快壓到缺血的部位去。也就是說，高血壓其實是身體自救時的無奈之舉。因此，降壓最好的辦法，絕對不是硬把血壓壓下去，而是透過增加供血，使局部不缺血。

這也是為什麼很多高血壓的病人吃了降壓藥之後，雖然血壓降到正常值，但仍舊不舒服，而且只要停藥，血壓就會繼續升高。因為降壓藥並沒有改善他們的缺血狀況，由於根源沒解決，只是控制了血壓高的症狀，所以才必須終生服藥。

相對來說，大劑量的黃耆降壓，則是從根本上解決造成高血壓的源頭問題。經由補氣，使原本虛弱的心肌力量提升，讓血液能充足供應到各個部位，身體不缺血了，大腦的升壓激素就沒必要過度分泌，血壓自然降了下來。

從西醫看，血壓低和血壓高是矛盾的，絕對不可能用同一種藥。但在中醫看來，機理是一樣的，都是因為氣虛，所以可用黃耆。而且血壓高時，黃耆反而用得更多，因為高血壓比低血壓時的身體更加缺血，而不是壯實，否則也就不至於自己升高血壓來自救了。

TOPIC 05

葛根能「解」的肌，遍布全身

用葛根作為日常保健，不僅沒有上火的問題，還能兼顧到養陰清熱。

葛根的作用是「解肌」，意思是使肌肉的僵硬痙攣狀態得以緩解，這就使它的作用有了極大的外延。因為人是肉體，有很多功能都是依靠肌肉來完成的，從行使運動功能的骨骼肌，到負責心臟搏動的心肌，再到負責食物蠕動吸收的腸胃平滑肌，以及維持血壓的血管壁等等，都是由肌肉組成的。這些部位的肌肉無力，是眾多疾病的起因，但也是葛根的用武之地。

(一)頭疼、胸痛、肩頸痛

有個歷史悠久的中成藥，叫「癒風寧心片」，就是用葛根提煉的，說明書寫著：「外感發熱引起的頭痛、項背強痛、高血壓頸項強痛……」，即治療的是各種原因引起的脖子疼以及肌肉僵硬。

這一系列症狀都和肌肉有關，特別是肌肉比較厚實、虎背熊腰的人，他們的肌肉體積大，供血更容易出問題。這種人去按摩時，經常被告知肌肉是硬的，但這種硬靠按摩只能緩解一時，物理性的放鬆並不能去除引起僵硬的原因，所以醫生會開給他們「癒風寧心片」。因為葛根的解肌是以升陽為基礎的，有充足的氣血通過去，肌肉不再缺血缺氧，自然就會鬆弛柔軟、伸縮如常了。

很多有經驗的醫生，常年用這個藥當保健品吃，因為他們久坐伏案的時間長，頸椎多有問題，肩背僵硬是常見的，於是就用「癒風寧心片」來減輕「工作傷害」。葛根的性質是偏涼的，而現代人體質偏熱的多，用葛根作為日常保健，不僅沒有上火的問題，還能兼顧到養陰清熱。

(二)漏尿

漏尿，是婦女們心中的痛，大笑、咳嗽、跑步時就會憋不住，好發於四十歲以上甚至更年輕的女性群體中。前面講了，這和脾虛、普遍肌肉無力有關係。

用葛根治療漏尿，也是其升陽解肌作用的外延。從中醫講，因為陽氣無力升舉，托不住了，肌肉不能約束才會小便失控，這是典型的氣虛；治療必須補氣，所以補氣的黃耆、有收斂作用的五味子是要用到的，而葛根類似補氣藥的「增效劑」，因為它能幫助被黃耆補足的氣血及時送達患處。

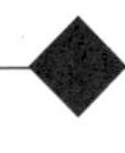

葛根治療漏尿方

【成分】生黃耆十克、葛根二十克、五味子十克。

【用法】這個方子最好從四十歲開始就時常服用，作為平日的代茶飲。

【功效】治療漏尿，同時配合提肛訓練，效果更好。

(三) 腹瀉

葛根用來治療腹瀉，也是藉助其升陽的作用。所以，這裡說的腹瀉，指的是身體在「漏水」，是功能弱了、陽氣托不住所致的腹瀉。因為葛根的止瀉，不是像黃連素那樣透過殺菌，也不像一些物理止瀉藥一樣，是吸收大便中的水分而「澀」住大便，它是以促進身體的升提功能，來防止腹瀉的，類似於經由補來止瀉。

中醫治療腸炎、痢疾的腹瀉時，有個名方，叫「葛根芩連湯」。其中的黃芩、黃連是殺菌的，但殺菌之後，很多人還是止不住，因為在和細菌對抗的過程中，正氣虛了，陽氣耗散了，托舉無力了。用葛根就是幫助受損的陽氣恢復托舉功能，將大便收住。

這個藥的使用是有講究的，不是所有的腹瀉都適合，只適用腸炎、痢疾這些腸道裡有細菌和病毒的時候。因為細菌和病毒的存在，不僅會腹瀉而且氣味很臭，甚至肛門都有燒灼感，這在中醫屬於內熱，所以要用黃連、黃芩來清熱殺菌。

如果只是腹瀉，或者不到腹瀉的程度，但常年的大便不成形，與此同時，大便一點氣味都沒有，這就是虛了，無熱可清，黃連、黃芩就不適合了，但葛根仍舊可以用，只是需要配合「四神丸」或者「附子理中丸」，來加強補益作用以止瀉。

TOPIC 06

心腦血管疾病的日常預防：三七＋葛根

三七活血化瘀，葛根緩解血管痙攣。

葛根的解肌作用繼續擴大，就到了心臟和腦血管。

我們現在一說到心腦血管疾病，馬上想到的是三七，因為三七可以活血化瘀、減少血栓的形成。但血管問題引起的疾病，無論是心血管還是腦血管，除了血栓，還有一種是因為血管痙攣。很多冠心病、心絞痛的病人，能透過硝化甘油緩解，是因為他們的血管中還沒有完全堵塞，也就躲過了一次致命的心肌梗塞。

葛根之於心臟，和硝化甘油的機理類似，所以，有經驗的中醫，在治療冠心病、心絞痛的胸悶、腦供血不足或者腦血管痙攣的頭昏時，都會用到葛根。因為血管壁也是由肌肉構成，也屬於解肌中「肌」的範圍。葛根透過解肌來緩解血管的痙攣，經由升陽來增加腦血管和心臟冠狀動脈的血液供應。

只不過口服的葛根粉或者葛根製劑，多不是萃取物，濃度不高，作用不及硝化甘油那麼強。對心腦血管病患來說，葛根和三七相配，更適合日常的保健預防，而不能指望它們救急。**三七活血化瘀，類似阿司匹靈的效果；葛根緩解血管痙攣，等同硝化甘油的功能，這是針對局部。**

而每個有心腦血管問題的人，身體其他部位的肌肉狀態一定也不會太好，至少會因為「年久失修」而痠痛僵硬，三七與葛根配伍，對這些部位也是「一視同仁」的。

更重要的是，三七雖然好，但屬溫燥，很多體質偏熱的人吃了就上火，會大便乾、流鼻血，配上葛根，這個問題就減輕了。因為葛根是涼性的，兩者不僅在藥效上可以互相彌補，在藥性上還可以互相中和，這樣的日常預防保養，才方便持續下去。

TOPIC 07

怎麼去除根深蒂固的痘痘？

除了桂枝、茯苓，還有丹皮、芍藥、桃仁三味活血化瘀的藥。

痤瘡就是青春痘，現在的發病年齡早就不限於青春期了，很多三十至四十歲的人痤瘡仍舊嚴重。

對它的治療，中醫是區別對待的：痘痘相對表淺，體積小、數量多，發作在後背，是密密麻麻的小粉刺，這在中醫看來，多屬於肺經有熱，要透過清熱宣肺的辦法治療。如果大便乾，「連翹敗毒丸」、「防風通聖丸」都可以，緩瀉一下，粉刺就可以清退很多。

還有個食療便方「芹梨汁」，也是清肺熱的。一根芹菜，一個梨，加在一起打汁，連渣滓一起吃掉，兩個都是入肺經的、涼性的，而且纖維素多，也能經由清肺通便來減輕粉刺。

治療相對困難的痘痘，要先「鬆動」皮下組織

因為這種痘痘根深蒂固，曠日持久，已經過了急性發炎期，無論是中醫的清熱解毒藥，還是西醫的消炎藥，都沒有用武之地。而痘痘扎根的「痘痘肌」，就像硬化的土地，連藥物都無孔可入。想去除這種痘痘，必須先鬆動它扎根的「土壤」，這就是葛根「解肌」的含義，「解」是鬆動的意思，「肌」指的是真皮層以下的組織。

同時，身體必須有足夠的正氣，才能激化、打破其與慢性發炎之間的平衡，這就需要藉助葛根的「升陽」作用，達到升舉陽氣、托毒外出的效果。其實，非但針對痘痘，所有慢性的、遷延日久的疾病，都需要升陽在先。所謂「打鐵先要自身硬」，身體必須有充足的氣血送到痘痘那裡，提升皮膚的營養供應，才有能力將痘痘連根拔掉，連帶修復、癒合受傷的皮膚。

長這種痘痘的人，如果是女性，月經也會時常不規律，或者乾脆幾個月不來，小腿的皮膚很乾燥，甚至像魚鱗一樣扎手，這很可能有多囊性卵巢症候群的問題，中醫對此的辨證多是瘀血導致的。張仲景《金匱要略》中的「桂枝茯苓丸」就可以緩解這個問題，此方除了桂枝、茯苓，還有丹皮、芍藥、桃仁三味活血化瘀的藥。

但「桂枝茯苓丸」在活血的同時，還必須鬆一鬆痘痘扎根的土壤，要升舉才能去除瘀血的陽氣。一邊用活血藥去除病因，一邊透過葛根鬆土，提振身體的正氣。

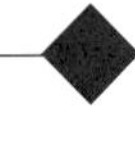

葛根治療痘痘方

【做法】每天用二十至三十克的葛根煎湯代茶飲，送服「桂枝茯苓丸」，或者用「癒風寧心丸」配「桂枝茯苓丸」。

【功效】治療痘痘肌。

從另一個角度說，這種痘痘很嚴重、月經失調的西醫病因，是雄激素分泌過度。這正好又是葛根的另一個作用點，因為它含有植物雌激素，可以拮抗雄激素。

TOPIC 08

葛根能豐胸還能預防乳腺癌？

對於年輕婦女，葛根能顯示出抗雌激素的作用，由此可以預防雌激素過剩導致的各類婦科腫瘤。

關於葛根，民間最常見的說法，就是豐胸。這使很多女人趨之若鶩，也因為這個原因，讓專家不斷出來闢謠，說古往今來，葛根從沒被中醫用作豐胸過。

的確，非但葛根，任何能豐胸的藥物或者辦法，都別想從中醫那裡得到，因為中醫是在古代含蓄文化的背景下誕生的，再加上對紅顏禍水的習慣性警覺，因此有關女人美麗的這件事上，只有裹腳、束胸，絕對不可能出現豐胸之類的經驗。

但是，很多有經驗的中醫會發現，他們用葛根調養女性後，女人味變濃了，原來的黃黑膚色也變得白皙，人亦豐滿了。

爲什麼葛根會有這樣的效果？

因為葛根含有的植物雌激素進入身體裡，可以模擬出人體雌激素的效果，所以它被用在雌激素濃度較低的人身上，比如卵巢早衰、卵巢切除之後，或者更年期絕經之後。

但實驗結果已經證明，**葛根確實增加了這些病患體內雌激素的活性，她們因爲激素撤退、不足而發生的疾病，像血脂升高、動脈粥狀硬化和骨質疏鬆等，都一一緩解了，甚至皮膚開始變得白皙，體態趨於豐滿，這顯然是雌激素的保水作用又恢復了。**如果一定要說能豐胸的話，葛根對這些人肯定是有效的，因為它確實可以改善因為雌激素不足導致的乳腺萎縮。

葛根與雌激素的愛恨情仇

有人會問，既然葛根含有植物雌激素，那它會不會導致或者加重乳腺增生及子宮內膜癌呢？這些疾病可是雌激素惹的禍喔！

的確，這些疾病的發生，與女性雌激素的分泌異常有關，特別是上了年紀之後，雌激素該降不降，而子宮、卵巢完成生育任務，已經按照自然規律開始萎縮了，但沒了作用的雌激素偏偏要滋事——乳腺癌、子宮內膜癌就是它滋事的第一個結果。含有植物雌激素的葛根，是不是該是這些人、這些病的禁忌？

恰恰相反！研究顯示，**對於年輕婦女，葛根能顯示出抗雌激素的作用，由此可以預防雌激素過剩導致的各類婦科腫瘤。**

葛根有增加和拮抗雌激素的相反作用

植物雌激素不是激素，它只不過在被吃進體內後，能發揮雌激素的效用，因此而得名。歸根究柢，植物雌激素就是一種叫作「異黃酮」的物質，因為廣泛存在於大豆中，所以也叫「大豆異黃酮」。

身體的雌激素在發揮作用前，先要和雌激素受體結合，好像一個人要搬一套桌椅，才能開始辦公一樣。大豆異黃酮的本事就在於，它能和身體裡的雌激素受體結合，占據雌激素的「桌椅」，從而發揮弱的類雌激素效應。

更重要的、也更有價值的是，葛根這種「占位」有個特點，就是「雙向調節」：既能代替雌激素與受體結合，而發揮類雌激素的作用，又能干擾雌激素與受體結合，發揮抗雌激素的作用。而到底是增強還是拮抗，取決於吃植物雌激素的人自身的激素代謝狀態。

如果是個年輕人，自身的雌激素濃度很高，大豆異黃酮就會發揮抗雌激素活性作用，預防雌激素過剩導致的各種問題，其中包括致命的婦科腫瘤。而對雌激素濃度較低者，便可以增加雌激素活性，減慢這些人因為雌激素不足而開始的衰老進程。簡言之，身體雌激素多的時候，大豆異黃酮會「全身而退」；身體雌激素少的時候，它立刻「挺身而出」。

中醫之所以會用葛根來調養女人，就是因爲它和大豆一樣，都是富含大豆異黃酮的豆科植物。而且葛根的大豆異黃酮含量，要比大豆高得多，由此也就足以解釋關於葛根的豐胸傳說了。

只不過這個豐胸，是針對已經進入衰老狀態，或者是因為雌激素濃度不足而導致的平胸，包括因為雄激素過多所致的多囊性卵巢症候群，以及由此病引起的嚴重痤瘡。一般人對豐胸的奢望，就要怨葛根無能了，因為影響乳房大小的因素眾多，不是憑雌激素一己之力就能完全決定的。

TOPIC 09

葛根是單純無害的安心藥

葛根入肺胃經、性質溫和、不會上火，也不會因寒涼傷胃。

雖然有如此廣泛的使用範圍，幾乎堪比人參，但其絕非神藥，甚至非常普通，人們多用它燉排骨、燉雞湯。而葛根也在「藥食同源」目錄之列，只有性質平和、老少皆宜，且沒有任何毒副作用的中藥，才能入選。一旦入選，它們就可以和食物一樣，自由販賣和食用。

葛根是入肺胃經、性質溫和、不會上火，也不會因寒涼傷胃的安心藥。

葛根的食用方法

如果用新鮮的葛根燉湯，每人每天吃到兩百克都沒有問題。和平時燉排骨、燉雞湯一樣，肉先焯水去掉血沫，之後和葛根一起放入鍋中，加點蔥、薑和黃酒，大火燒開後改中小火慢燉，燉到肉和葛根都軟爛就可以吃了。它沒有藥味，粉粉的口感很好，還有點甜味。

如果沒有鮮品，可以買葛根打成粉，或者直接買葛根粉，每人每天可以用到三十克，劑量太小反而沒有效果。葛根粉類似藕粉，內含澱粉，而且沒有什麼異味，完全可以用它取代太白粉來勾芡。還能做甜品，像藕粉一樣沖了喝，或者代替麥片，與牛奶或豆漿調和在一起，用微波爐加熱幾分鐘，就成了牛奶葛根糊。

這裡教大家製作一種甜點，叫「水饅頭」。先用溫水把葛根粉調勻，之後用開水沖成糊狀，倒進幾個小碗中，隨著溫度的降低，小碗中的葛根糊就成半圓形了。這個時候，可以在每個碗裡加一點豆沙，或者果醬之類，再把剩餘的葛根糊倒進去，等碗中的葛根糊成形了倒出，就是一個個圓圓的「水饅頭」啦。

葛根除了有舒展肌肉的效果，還可以生津。生津是其特點，和升陽意思一樣。乾燥的季節容易口渴、口乾，可能空氣濕度低，也可能是身體沒有產生津液的能力，這個時候，單純靠喝水是無效的，喝了也不解渴，然而用葛根就可以幫身體生成津液，充分地利用水。

特別是在感冒初期，喉嚨開始疼痛，扁桃腺就要發炎的時候，先別急著吃消炎藥，試

試看用二十至三十克葛根煎湯喝。

因為大多數感冒是病毒引起的，吃消炎藥也沒用，只有免疫力低下，感染病毒後合併細菌感染時，吃消炎藥才有效。感冒之初服用中藥，就是要幫助身體增加抵抗力，即所謂「升陽」。透過升舉陽氣，避免病毒感染發展到合併細菌感染、發炎化膿的程度。葛根在喉嚨乾疼初起的時候使用，就有這個效果。

葛根是甘涼的，甘能生津，涼能清熱，但只入肺胃經。中醫的五臟，其實是能量層次的劃分，腎是身體的最深層，入腎經的寒涼藥物，才是寒性最強的，如知母、黃柏，就切忌久服，也絕對不可能藥食同源。而只入肺胃經的葛根，即便是涼的，寒涼的程度也不深，絕對不會因為吃幾次葛根燉排骨、吃幾個「水饅頭」就脾胃虛寒了。

國家圖書館出版品預行編目 (CIP) 資料

濕胖：減肥先去濕 / 佟彤著 . -- 初版 . -- 新北市：幸福文化出版：遠足文化發行 , 2020.08
　面；　公分 . -- (健康養生區 Healthy Living；13)
ISBN 978-986-5536-07-7(平裝)

1. 中醫 2. 養生 3. 減重

413.21　　109009246

健康養生區 Healthy Living 013

濕胖：減肥先去濕

作　　者：佟彤
責任編輯：梁淑玲
文字整理：羅煥耿
封面設計：耶麗米工作室
內頁設計：王氏研創藝術有限公司
插畫設計：liyun su

總 編 輯：林麗文
副 總 編：梁淑玲、黃佳燕
主　　編：賴秉薇、蕭歆儀、高佩琳
行銷總監：祝子慧
行銷企劃：林彥伶、朱妍靜

社　　長：郭重興
發 行 人：曾大福
出　　版：幸福文化 / 遠足文化事業股份有限公司
地　　址：231 新北市新店區民權路 108-3 號 8 樓
粉絲團：https://www.facebook.com/Happyhappybooks/
電　　話：(02) 2218-1417
傳　　真：(02) 2218-8057
發　　行：遠足文化事業股份有限公司
地　　址：231 新北市新店區民權路 108-2 號 9 樓
電　　話：(02) 2218-1417
傳　　真：(02) 2218-1142
電　　郵：service@bookrep.com.tw
郵撥帳號：19504465
客服電話：0800-221-029
網　　址：www.bookrep.com.tw
法律顧問：華洋法律事務所 蘇文生律師
初版七刷：2023 年 5 月
定　　價：350 元